百草益寿
身心同养保安康

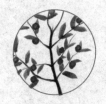
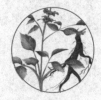
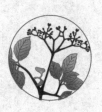
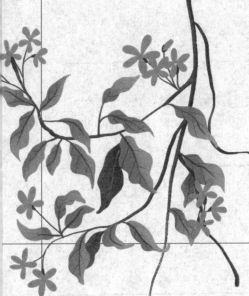

祛百病

中医验方全书

陆 英◎主编

U0200788

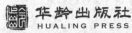
华龄出版社
HUALING PRESS

责任编辑：梅　剑
责任印制：李未圻

图书在版编目（CIP）数据

中医验方全书 / 陆英主编 . -- 北京:华龄出版社,
2021.4
ISBN 978-7-5169-1897-5

Ⅰ.①中… Ⅱ.①陆… Ⅲ.①验方－汇编 Ⅳ.
① R289.5

中国版本图书馆 CIP 数据核字(2021)第 007342 号

书　　名：中医验方全书
作　　者：陆英 主编
出版发行：华龄出版社
地　　址：北京市东城区安定门外大街甲 57 号　邮　　编：100011
电　　话：010-58122255　　　　　　　　传　　真：010-84049572
网　　址：http://www.hualingpress.com

印　　刷：天津泰宇印务有限公司
版　　次：2022 年 3 月第 1 版　　2022 年 3 月第 1 次印刷
开　　本：710mm×1000mm　　1/16　　　　印　　张：20
字　　数：338 千字
定　　价：58.00 元

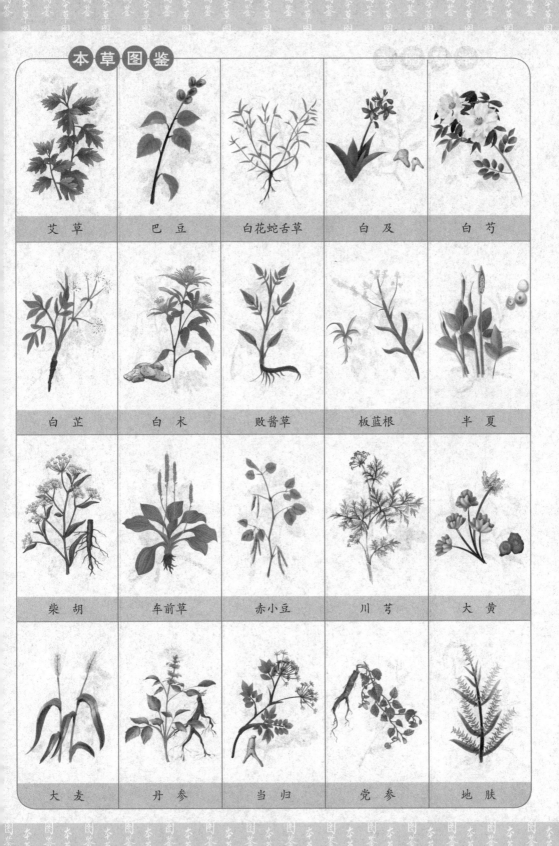

本 草 图 鉴

艾 草	巴 豆	白花蛇舌草	白 及	白 芍
白 芷	白 术	败酱草	板蓝根	半 夏
柴 胡	车前草	赤小豆	川 芎	大 黄
大 麦	丹 参	当 归	党 参	地 肤

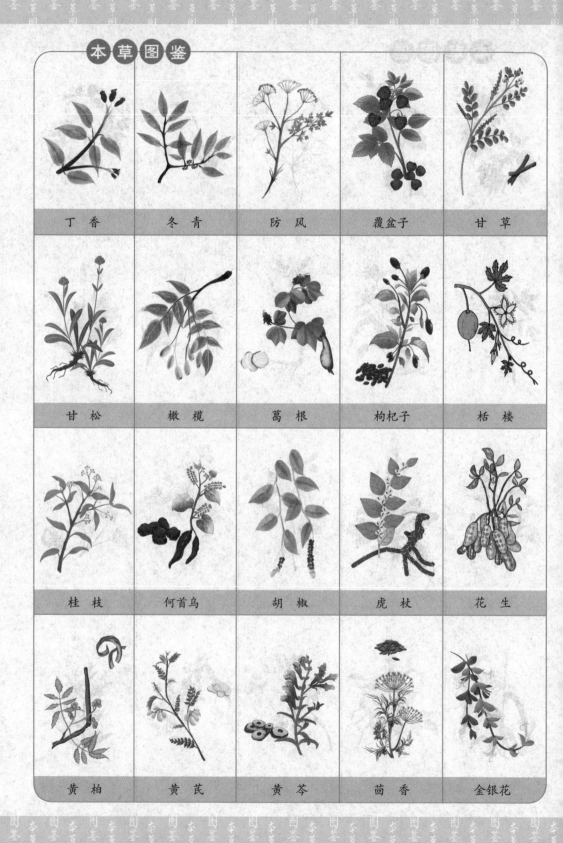

本草图鉴

丁 香	冬 青	防 风	覆盆子	甘 草
甘 松	橄 榄	葛 根	枸杞子	栝 楼
桂 枝	何首乌	胡 椒	虎 杖	花 生
黄 柏	黄 芪	黄 芩	茴 香	金银花

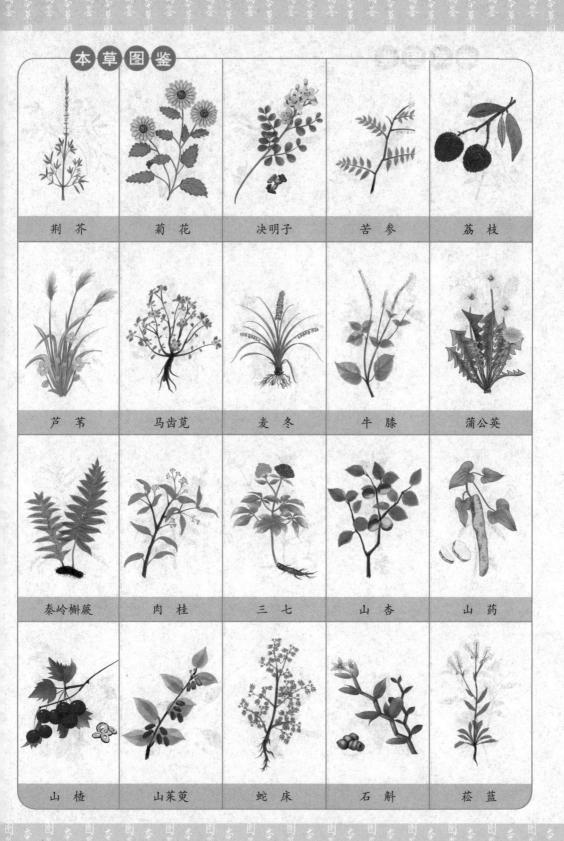

荆芥	菊花	决明子	苦参	荔枝
芦苇	马齿苋	麦冬	牛膝	蒲公英
秦岭槲蕨	肉桂	三七	山杏	山药
山楂	山茱萸	蛇床	石斛	菘蓝

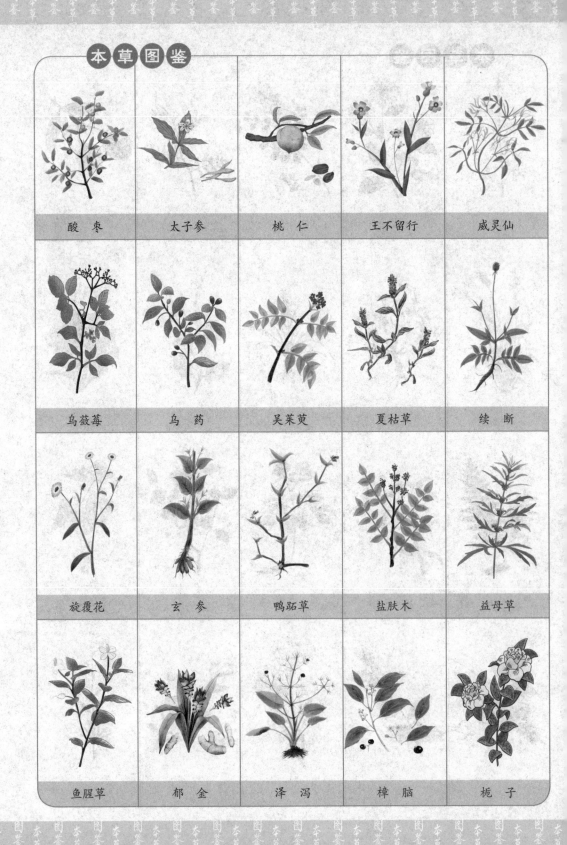

酸 枣	太子参	桃 仁	王不留行	威灵仙
乌蔹莓	乌 药	吴茱萸	夏枯草	续 断
旋覆花	玄 参	鸭跖草	盐肤木	益母草
鱼腥草	郁 金	泽 泻	樟 脑	栀 子

本草图鉴

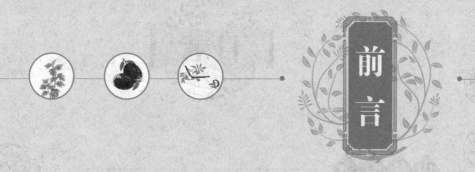

验方是经过临床实践检验，证实有效的方剂。其流传民间数千年，一代代传承至今，已经成为中医药学的重要组成部分。

验方是一个总称，它涵盖了我们常说的偏方、秘方、单方、专方、土方和妙方等各种方剂。方剂虽小，但功效全面，发表解毒，退热和中，祛风散寒，行经通络，一应俱全。而且材料简单，一花一果、一草一木，皆可入药。药材易寻易得，又针对性强，适合家庭操作。

本书收录了内科、外科、妇科、儿科、骨科、五官科、皮肤科、肿瘤科八大类内容，选取了生活中的一些常见病症，如感冒、咳嗽、胃痛、腹泻、痛经、阴道炎、小儿肺炎、肩周炎、鼻炎等。不仅对各种病症进行了概述，而且详细介绍了每种方剂的配方、用法和功效，并专门设置了健康指南板块，希望能帮助读者更加全面地认识各种病症，科学地调养身体，守护自我健康。

本书适用于广大中医爱好者和医学者阅读参考。需要说明的是，书中所列方剂中的药名由于年代久远，各地品种繁杂，有同药异名、异药同名和药名不一的现象，使用时请核对。另外，使用本书方剂时一定要因人而异，必须在专业医师的指导下使用；临床仍须辨证施治，灵活应用。

鉴于编者水平有限，加之时间仓促，难免有不足或谬误之处，希望广大读者批评指正，以便再版时加以改正。

目录

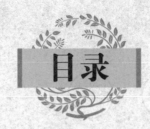

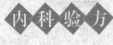
内科验方

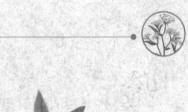

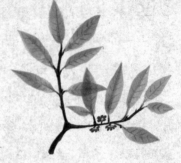

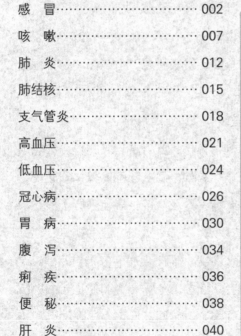

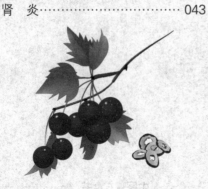

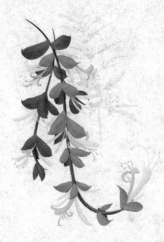

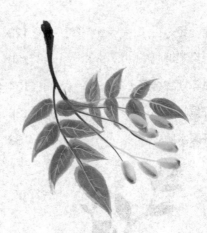

褥　疮……………………………082

疔　疮……………………………084

痔　疮……………………………087

脱　肛……………………………091

肛　裂……………………………094

疝　气……………………………096

烫伤、烧伤………………………099

破伤风……………………………103

蛇虫咬伤…………………………107

甲状腺肿大（瘿瘤）……………110

阴囊、阴茎肿痛…………………113

淋巴结核…………………………116

阑尾炎……………………………119

脉管炎……………………………123

脑震荡……………………………125

目录

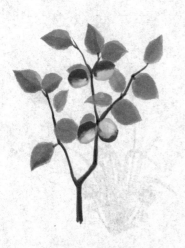

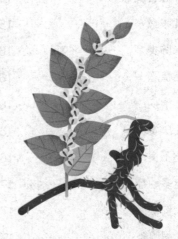

妇科验方

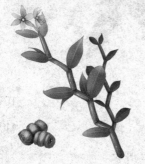

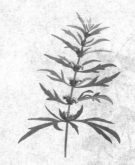

儿科验方

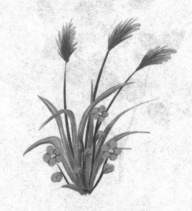

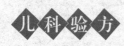

骨科验方

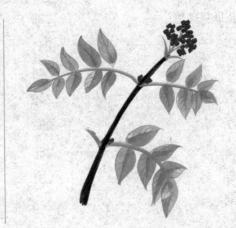

五官科验方

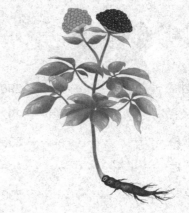

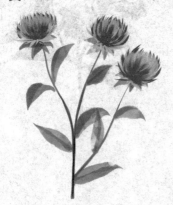

目
录

皮肤科验方

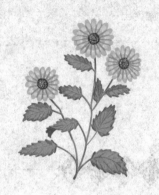

肿瘤科验方

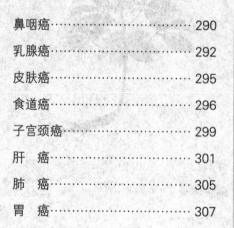

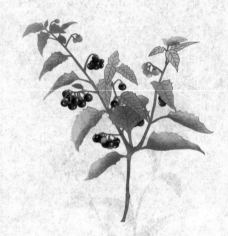

中医验方全书

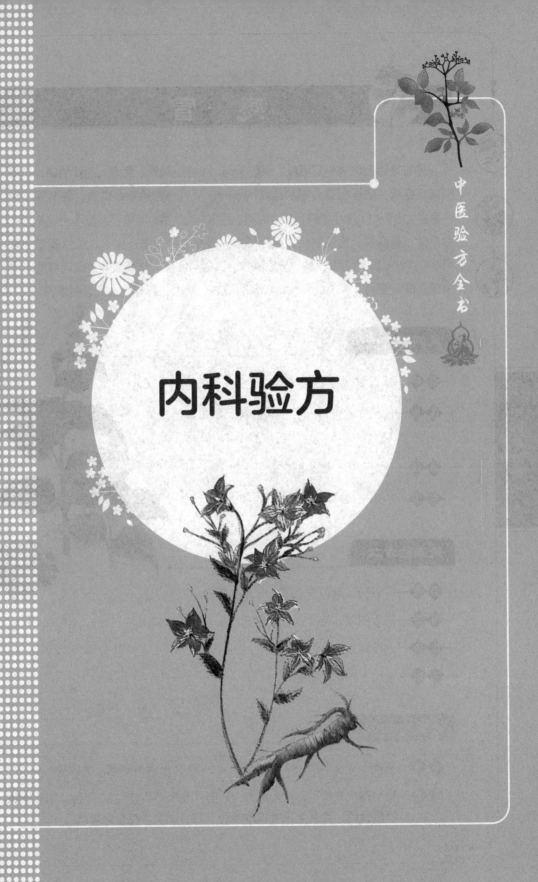

内科验方

感 冒

感冒是因人体被外邪所侵，引起头痛、发热、鼻塞、恶寒、四肢酸痛、口渴、咽痛等症状。依据所感外邪和症状的不同，又可分为风寒、风热、暑湿等证候。风寒者，舌苔白、脉浮紧或浮缓、流涕、恶寒、发热等；风热者，恶风、头痛、咽痛、舌苔黄、鼻涕黄、舌尖发红、脉象浮数；暑湿者（夏季多见），头胀痛而沉重、鼻塞、少汗、胸闷、舌苔腻、脉象濡数。该病与寒疫、伤寒极其类似而有所不同，中医应根据发病季节、病因和症状分别清热、发表、解毒、去火、驱寒等。

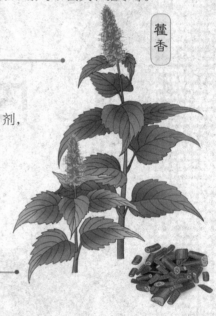

藿香

民间验方一

—组 成—藿香 10 克，生姜 5 克，红糖适量。

—用 法—前二味水煎取汁，调入红糖，每日 1 剂，分 2~3 次饮。

—功 效—化湿和中，解表散寒。

—主 治—适用于风湿感冒。

民间验方二

—组 成—绿豆粉、麻黄根或节、甘草各等份。

—用 法—研为细末。每次 3 克，用无根水 100 毫升调服。

—功 效—发汗解表。

—主 治—适用于一切风寒感冒。

民间验方三

—组 成—草鱼（青鱼）肉 150 克，生姜片 25 克，米酒 100 克，盐适量。

—用 法—用半碗水煮沸后，放入鱼肉片、姜片及米酒共炖约 30 分钟，加盐调味。趁热食用，食后卧床盖被取微汗，每日 2 次。注意避风寒。

中医验方全书

—功效—解表散寒，疏风止痛。

—主治—适用于风寒感冒。

民间验方四

—组成—干白菜根1块，红糖50克，姜3片。

—用法—加水共煎汤，每日服3次。

—功效—清热利尿，解表。

—主治—适用于风寒感冒。

—注意事项—禁食生冷、辛辣及油腻食品。

民间验方五

—组成—生姜3片，红糖15克。

—用法—将生姜片切丝，放在瓷杯内，以沸水冲泡，盖上盖温浸5分钟。再调入红糖，趁热顿饮，服后盖被睡觉发汗。

—功效—驱寒发汗。

—主治—适用于风寒感冒。

民间验方六

—组成—柴胡、桂枝各6克，黄芩9克，白芍8克，党参10克，半夏3克，生姜2片，甘草2克。

—用法—每日1剂，水煎服。

—功效—解急退热，温阳散寒。

—主治—适用于流行性感冒。

—加减—肢节疼痛偏重者，去党参，加生黄芪12克，防风6克；口干者，去半夏，加麦冬10克；咳痰黄黏者，去生姜、半夏，加竹茹、枳实各8克；体质较实者，不用党参；体质弱者，加当归8克。

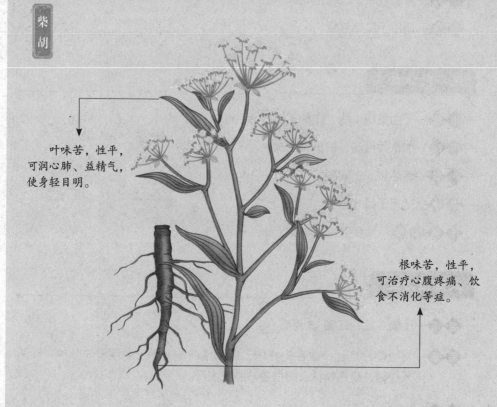

柴胡

叶味苦，性平，可润心肺、益精气，使身轻目明。

根味苦，性平，可治疗心腹疼痛、饮食不消化等症。

民间验方七

组成—— 马鞭草30克，青蒿、羌活各15克。

用法—— 每日1剂，水煎服。

功效—— 祛风散寒，止痛。

主治—— 适用于流行性感冒。

民间验方八

组成—— 糯米100克，葱白、生姜各20克，食醋30毫升。

用法—— 先将糯米煮成粥，再把葱姜捣烂下粥内，沸后煮5分钟，然后倒入醋，立即起锅。趁热服下，上床覆被以助药力。15分钟后便觉胃中热气升腾，遍体微热而出小汗，每日早晚各1次，连服4次即愈。

——功 效——发表解毒，祛风散寒。

——主 治——适用于外感初起的周身疼痛，恶寒无汗，脉紧。

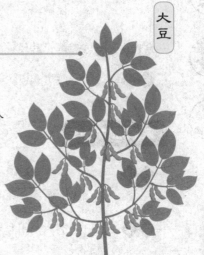
民间验方九

——组 成——豆腐2块，豆豉6克，葱白3根。

——用 法——先将豆腐、豆豉用水一碗煎至半碗，再入葱白，煎沸后趁热服用。

——功 效——疏散风寒。

——主 治——适用于风寒感冒。

民间验方十

——组 成——葱白5根，姜1片，淡豆豉20克。

——用 法——用砂锅加水一碗煎煮。趁热顿服，然后卧床盖被发汗，注意避风寒。

——功 效——解热透表，解毒通阳。

——主 治——适用于感冒初起。

民间验方十一

——组 成——桑叶、菊花各6克，淡竹叶、白茅根各30克，薄荷3克。

——用 法——上述各药用沸水冲泡10分钟，频饮或放冷作饮料大量饮，连服2~3天。

——功 效——疏散风热。

——主 治——适用于外感风热所致的感冒。

民间验方十二

——组 成——金银花30克，山楂10克，蜂蜜250克。

内科验方

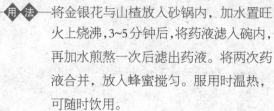
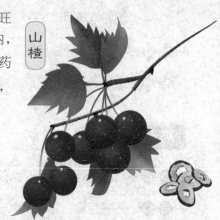

用法——将金银花与山楂放入砂锅内，加水置旺火上烧沸，3~5分钟后，将药液滤入碗内，再加水煎熬一次后滤出药液。将两次药液合并，放入蜂蜜搅匀。服用时温热，可随时饮用。

山楂

功效——清热解毒，散风止痛。

主治——适用于风热感冒。

民间验方十三

组成——柴胡、香薷、金银花、连翘、厚朴、炒扁豆、淡竹叶、藿香各10克，黄芩、焦山栀各5克。

用法——每日1剂，先用温水浸泡30分钟，水煎，水开后10分钟即可，分3~4次温服。

功效——祛暑化湿，退热和中。

主治——适用于夏季感冒。

加减——湿邪偏重，恶心呕吐明显者，加佩兰叶10克，白豆蔻5克；暑热偏重、高热口渴、心烦、尿短赤者，加生石膏、板蓝根各20克，知母10克；热盛动风，高热抽搐者，加紫雪散一支。

注意事项——汗出热退后避风寒，忌生冷油腻。

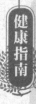

健康指南

❶ 注意不要受凉，除了及时护住胸背部以外，也不要忽视足部的保暖。

❷ 一定要保证充足的休息，只有充分休息，才能增强身体的抵抗力。

❸ 保持居室的卫生，注意勤开窗，保证空气流通。

❹ 在感冒流行的季节，避免去人多拥挤的场所。如果家人患了感冒，

中医验方全书

应主动戴口罩，餐具也应分开使用，避免交叉感染。

⑤ 饮食宜清淡，吃一些易于消化的食物，注意多喝水。

咳　嗽

咳嗽是呼吸系统最常见的疾病之一，它是一种保护性反射动作，有使呼吸道过多的分泌物或异物随着气流排出体外的作用。发病多见于老人和幼儿，尤以冬春季节最多。中医将咳嗽立为一种病种，并分成外感咳嗽与内伤咳嗽两大类。由风寒燥热等外邪侵犯肺系引起的咳嗽，为外感咳嗽。外感咳嗽有寒热之分，其特征是：发病急，病程短，常常并发感冒。因脏腑功能失调，内邪伤肺，致肺失肃降，引发的咳嗽，为内伤咳嗽。内伤咳嗽的特征是：病情缓，病程长，因五脏功能失常引起。

民间验方一

—组 成—秋梨 20 个，红枣 1000 克，鲜藕 1500 克，鲜姜 300 克，冰糖 400 克，蜂蜜适量。

—用 法—先将梨、枣、藕、姜砸烂取汁，加热熬膏，下冰糖溶化后，再以蜂蜜收之。可早晚随意服用。

—功 效—清肺降火，止咳化痰，润燥生津。

—主 治—适用于虚劳咳嗽，口干津亏，虚烦口渴。

鲜藕

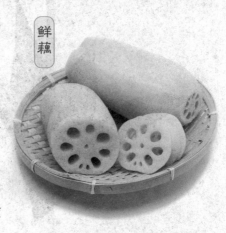

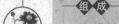

—组 成—蜂蜜、白及各 20 克，百部、瓜蒌各 25 克。

—用 法—先将百部、白及、瓜蒌水煎，去滓取汁，再调入蜂蜜搅匀，每日 1 剂，
分 2 次服。

—功 效—润肺止咳，清热止血。

—主 治—适用于痰中带血及肺结核久咳。

白及

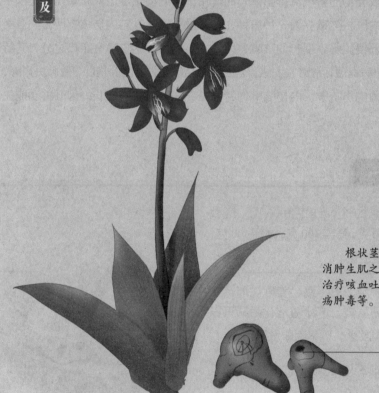

根状茎有收敛止血、
消肿生肌之效，主要用于
治疗咳血吐血、外伤出血、
疮肿毒等。

中医验方全书

民间验方三

—组成—玄参、麦冬各 60 克，乌梅 24 克，桔梗 30 克，甘草 15 克。

—用法—上药拣去杂质，研碎，混匀，分装，每袋 18 克，开水冲泡，代茶饮。每服 1 袋，每日 2 次。

—功效—清肺化痰。

—主治—适用于燥咳痰少。

民间验方四

—组成—萝卜 1 个，白胡椒 5 粒，生姜 3 片，陈皮 1 片。

—用法—加水共煎 30 分钟，每日饮汤 2 次。

—功效—下气消痰。

—主治—适用于咳嗽痰多。

民间验方五

—组成—芫荽（香菜）、饴糖各 30 克，大米 100 克。

—用法—先将大米洗净，加水煮汤。取大米汤 3 汤匙与芫荽、饴糖搅拌后蒸 10 分钟。趁热 1 次服，注意避风寒。

—功效—发汗透表。

—主治—适用于伤风感冒引起的咳嗽。

民间验方六

—组成—小排骨 500 克，白果 30 克，调料适量。

—用法—将小排骨洗净，加黄酒、姜片、水适量，文火焖 1.5 小时。白果去壳及红衣，加入汤内，加盐调味再煮 15 分钟，加味精调匀，并撒上青葱末。

—功效—止咳平喘。

—主治—适用于痰多咳嗽气喘。

民间验方七

—组 成—瘦猪肉 50 克，杏仁 10 克，北沙参 15 克。

—用 法—共煎煮汤饮，每日服 2 次。

—功 效—清肺，化痰，生津。

—主 治—适用于咳嗽少痰，口渴咽干，咽痒。

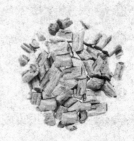

北沙参

民间验方八

—组 成—黄梨适量，饴糖若干。

—用 法—将黄梨去核，捣汁，与饴糖合并煎膏，每服 2 汤匙，每日 3 次。

—功 效—清肺化痰，润肺止咳。

—主 治—适用于肺燥咳嗽。

莱菔子

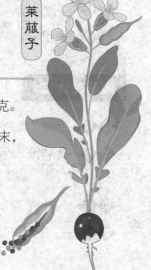

民间验方九

—组 成—白萝卜子（莱菔子）生熟各 15 克，生赭石末 9 克。

—用 法—先将白萝卜子捣碎煮汤一大碗，送服生赭石细末，半小时后，再用此方 1 次。

—功 效—消积化痰。

—主 治—适用于痰饮凝结症。

民间验方十

—组 成—橘皮 15~20 克（鲜者 30 克），粳米 50~100 克。

—用 法—先把橘皮煎取药汁，去渣，然后加入粳米煮粥，或将橘皮晒干，研为细末，每次用 3~5 克调入已煮沸的稀粥中，再同煮为粥。

—功 效—顺气化痰。

—主 治—适用于痰湿犯肺之咳嗽。

民间验方十一

组成 蛤蚧数只，蜂蜜 30 克，鲜萝卜适量。

用法 将蛤蚧焙干研末，每次取蛤蚧粉 6 克，用蜂蜜、萝卜煎水冲服。

功效 养阴清肺。

主治 适用于火燥伤阴的干咳。

民间验方十二

组成 生怀山药 30 克，白糖少许。

用法 将怀山药研细过筛，调入凉水，边煮边搅，两三沸即成，加少许白糖调味。服食。

功效 补脾止泻，补肾收摄。

主治 适用于劳伤咳喘，脾虚泄泻。

健康指南

❶ 多关注天气变化，及时加减衣物，注意防寒保暖。在感冒流行季节，尽量少去人多的地方。

❷ 房间要多通风换气。

❸ 饮食应清淡，多吃新鲜蔬菜和豆制品，少吃大鱼大肉，忌食辛辣的食物，忌烟、酒。

❹ 咳嗽痰多的患者应尽量将痰排出，这样对身体更有利。要多喝水，充足的水分有利于稀释痰液，利于痰的咳出，还可以增加尿量，有利于将有害物质排出体外。

❺ 适当锻炼一下身体，以增强体质，提高抗病能力。

肺　炎

　　肺炎主要指由细菌、病毒等病原体引起的肺部感染，尤以细菌感染，如肺炎球菌、金黄色葡萄球菌、军团菌、霉菌、肺炎克雷伯菌等最为常见。本病有大叶性、小叶性、间质性、病原体性、非典型性、中毒性等多种形式。发病之初，伴有轻微的感冒现象，几小时后，出现高热、呼吸急促、咳嗽、面红、胸痛或咯出铁锈色浓痰，小儿时有痉挛发生。病重者神志模糊、嗜睡、谵妄、下痢、蛋白尿、烦躁不安等。该病来得快，去得也快，很容易引发肋膜炎、心囊炎、肺坏痛等，甚至有生命危险，患者千万不能忽视。

民间验方一

——组 成——金银花、石膏（先煎）各 100 克，知母、连翘各 15 克，甘草 10 克。

——用 法——水煎服。

——功 效——清热解毒，养阴退热。

——主 治——适用于大叶性肺炎及肺内感染所致的身大热，咳嗽，吐铁锈样痰等较重症。

民间验方二

——组 成——麻黄、杏仁、甘草、荆芥穗各 10 克，生石膏 45 克，金银花、连翘各 15 克。

——用 法——每日 1 剂，水煎服。

——功 效——清热解毒，止咳平喘。

——主 治——适用于肺炎。

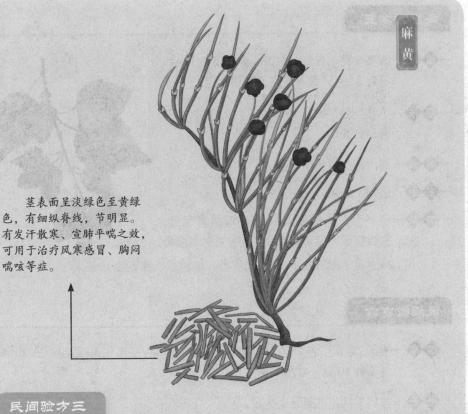

茎表面呈淡绿色至黄绿色，有细纵脊线，节明显。有发汗散寒、宣肺平喘之效，可用于治疗风寒感冒、胸闷喘咳等症。

民间验方三

组　成——麒麟菜、海带各 30 克，贝母 9 克。

用　法——将上 3 味放入砂锅内煎煮，取汁去渣，每剂煎 2 次。将 2 次煎液混合，分 2 次服，每日 1 剂。

功　效——清肺消痰。

主　治——适用于感染性肺炎。

民间验方四

组　成——琼枝、桑白皮各 15 克，麦冬 9 克，地骨皮、石膏各 30 克。

用　法——上 5 味连煎 2 次，2 次煎液混合后服，每日 1 剂，分 2 次服。

功　效——清热化痰止咳。

主　治——适用于感染性肺炎。

—组 成—麻黄 8 克，杏仁、大黄、桑白皮各 10 克，
石膏 20 克，黄芩 6 克，甘草 5 克。

—用 法—小儿剂量酌减，每日 1 剂，水煎服，病重
者每日 2 剂。

—功 效—清泻肺热，止咳平喘。

—主 治—适用于肺炎。

—加 减—痰多者，加瓜蒌皮 10 克；口唇青紫者，
去杏仁，加赤芍 8 克，红花 6 克；气虚者，
减大黄，加黄芪 10 克；阴虚者，加沙参、麦冬各 10 克。

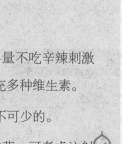
桑

—组 成—苇茎、薏苡仁各 25 克，鱼腥草、丹参各 15 克，冬瓜仁 30 克，桃仁、川贝、
黄芩各 10 克，甘草 5 克。

—用 法—每日 1 剂，水煎分 2 次服。

—功 效—清肺化痰，活血祛瘀。

—主 治—适用于老年性肺炎。

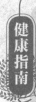
健康指南

1 冬春季节，流行病多发，抵抗力较弱的老年人和儿童应避免去
人多拥挤的场所，以防感染。

2 室内应经常开窗换气，以保持空气新鲜和清洁。

3 高蛋白且易消化的食物是非常好的选择，应尽量不吃辛辣刺激
的食物；两餐之间可以多摄入一些水果，以补充多种维生素。

4 要想自身免疫力得到提高，积极锻炼身体是必不可少的。

5 身体衰弱和免疫功能减退的老年人，在流感季节，可考虑注射
流感疫苗。

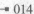

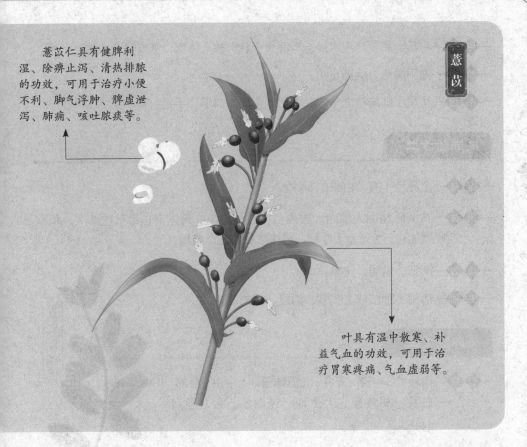

薏苡仁具有健脾利湿、除痹止泻、清热排脓的功效，可用于治疗小便不利、脚气浮肿、脾虚泄泻、肺痈、咳吐脓痰等。

薏苡

叶具有温中散寒、补益气血的功效，可用于治疗胃寒疼痛、气血虚弱等。

肺结核

　　肺结核是常见的慢性传染性疾病，由结核分枝杆菌引起，其易患人群为青少年，临床表现主要是咳嗽、咯血、潮热、盗汗、消瘦等。现代医学将肺结核分为原发性和继发性两种类型，其中儿童易患原发性肺结核，青年或成年人易患继发性肺结核。从中医学的角度来说，本病属"痨病"的范畴，病机主要为阴虚内热，由"痨虫"传染而成。发病之初为肺阴亏损，渐发展为气阴两虚，久病发展为肺脾两虚，或为肺肾两虚。

民间验方一

——组 成——燕窝 10 克，银耳 20 克，冰糖适量。

—用 法—将燕窝和银耳用水浸泡至涨大而软，放入冰糖，蒸或隔水煮熟。食用。

—功 效—滋阴清热，润肺止咳。

—主 治—适用于肺结核之干咳，潮热，盗汗，口干，手足心热，乏力。

民间验方二

—组 成—鱼肝油1瓶，白果仁56粒。

—用 法—将鱼肝油倒入罐内，放入白果仁浸泡100天以上，每日吃2次，每次吃4粒，7天为1疗程。可连续服用几个疗程。

—功 效—润肺，定喘，止嗽。

—主 治—适用于肺结核之咳嗽，消瘦，乏力等。

民间验方三

—组 成—南沙参500克，麦冬、北五味子、人中白、百部、白及、胡黄连、大生地、焦白术、生甘草各240克。

—用 法—以上各药共研细末，水泛为丸如绿豆大，每日2次，每次4.5克，3月为1疗程。

—功 效—清肺养阴，润肺止咳。

—主 治—适用于肺结核。

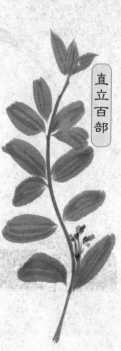

直立百部

民间验方四

—组 成—白果汁、秋梨汁、鲜藕汁、甘蔗汁、怀山药汁各120毫升，霜柿饼、生核桃仁、蜂蜜各120克。

—用 法—霜柿饼捣为膏，生核桃仁捣为泥。蜂蜜溶化稀释后，先将柿饼膏、核桃仁泥、怀山药汁加入搅匀，稍微加热，离火稍凉，趁温（不宜过热）将其余四汁加入用力搅匀，收于瓷罐内备用。每服1或2茶匙，不拘时，开水和服，病轻少服，病重多服。

—功 效—清热降火，凉心润肺。

—主治—适用于肺痨。

民间验方五

—组成—白果（即银杏）、生菜油各适量。

—用法—用生菜油浸泡整白果100天以上，每日早、中、晚各吃1枚（去核），儿童酌减。本品味甘苦微涩，有小毒，不可过量服用。如服后身上出现红点，则应暂停，待红点消退后再继续服用。

—功效—温肺，收敛，镇咳，祛痰。

—主治—适用于肺结核。

民间验方六

—组成—鸡蛋2枚，沙参、冰糖各30克。

—用法—先将鸡蛋洗干净，将鸡蛋同沙参放入锅内，加清水两碗同煮，蛋熟后去壳再煨煮半小时，加冰糖调味，可饮汤食蛋。

—功效—养阴清肺，降火除热。

—主治—适用于肺结核之咳嗽，痰中带血，虚火牙痛，咽痛等。

健康指南

❶ 肺结核具有传染性，主要通过飞沫传染，患者应注意自我隔离，避免传染家人。可单独住在一个房间，餐具、水杯都要单独使用，使用过的个人物品及时进行消毒。

❷ 该病往往需要长时间用药，要遵从医嘱，不要随意停药，注意及时复查。

❸ 要保证营养均衡，多吃一些高蛋白的食物，多吃蔬菜和水果。

❹ 日常要适当进行锻炼，以增强体质。

支气管炎

　　支气管炎是指支气管黏膜及其周围组织因为病毒和细菌的反复感染形成了支气管的慢性非特异性炎症。支气管炎是呼吸系统的常见病和多发病，四季都有可能发生，但冬春季节更为常见。临床上常分急性和慢性两种。急性支气管炎的主要临床表现是咳嗽，起初为刺激性干咳，渐渐地，开始有少量黏痰或稀痰出现，接下来则转为黏液脓痰，还会有畏寒、发热、头痛等症状。急性支气管炎一直未痊愈，就会转为慢性支气管炎，并伴有不同程度的喘息、短气、多痰等症状。支气管炎从中医的角度来看为咳嗽、痰饮范畴。急性支气管炎属实证，在治疗时以祛风化痰、止咳为主；慢性支气管炎属虚证，以化痰止咳、扶正固本、补肾助阳等为主。

民间验方一

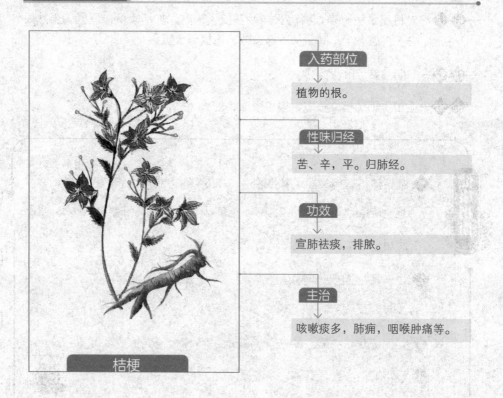

入药部位

植物的根。

性味归经

苦、辛，平。归肺经。

功效

宣肺祛痰，排脓。

主治

咳嗽痰多，肺痈，咽喉肿痛等。

桔梗

—组&成—金荞麦、金银花、鲜芦根、生石膏各 30 克，黄芩、地骨皮、前胡、枇杷叶各 12 克，知母、薄荷（后下）、杏仁、桔梗各 9 克，炙麻黄 6~9 克，碧玉散（包）18 克。

—用&法—每日 1 剂，水煎分 3 次服；严重时 24 小时内服 2 剂，分 3~4 次服。

—功&效—清热解毒，理气化痰。

—主&治—适用于急性支气管炎。

—加&减—发热甚者，加连翘、鸭跖草各 30 克；喘甚者，加地龙、枳壳各 10 克；咽痒甚者，加急性子 9 克，威灵仙 30 克。

民间验方二

—组&成—炙麻黄、桂枝、白芍、半夏、五味子、甘草各 10 克，干姜 2.5 克，细辛 3 克。

—用&法—水煎服，每日 1 剂，分 2 次服。7 天为 1 疗程。

—功&效—解表散寒，温肺化饮。

—主&治—适用于慢性支气管炎急性发作。

—加&减—痰湿阻肺，加陈皮 15 克，厚朴 5 克；痰热郁肺，加桑白皮、黄芩各 15 克。

细辛

内科验方

民间验方三

—组&成—熟地 20 克，茯苓、虎杖各 15 克，当归、半夏、陈皮、川贝、党参各 10 克，甘草 6 克。

—用&法—水煎服，每日 1 剂或间日 1 剂。

—功&效—补益肺肾，健脾化痰。

—主&治—适用于慢性支气管炎。

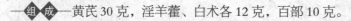
民间验方四

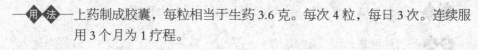

—组 成—黄芪 30 克，淫羊藿、白术各 12 克，百部 10 克。

—用 法—上药制成胶囊，每粒相当于生药 3.6 克。每次 4 粒，每日 3 次。连续服用 3 个月为 1 疗程。

—功 效—补肺益肾，健脾化痰。

—主 治—适用于慢性支气管炎。

健康指南

1 注意多喝水，多喝米汤、蛋汤等也可以。吃饭时可以多吃一些易消化且营养丰富的半流质食物，如软烂的面条、鸡蛋羹等，同时保证摄入足够的新鲜蔬菜、水果等。

2 多关注天气变化，注意防寒保暖，夜间也不能放松，要盖好被子，不要让胸部受凉，以免加重病情。

3 如果伴有发热的症状，要多卧床休息、多饮水。如果只是低热，可采用物理降温的方式。

4 如果老人或小孩体内的痰咳不出，家人可帮忙拍背。让患者翻身侧卧，用空心掌由腰部向颈部方向拍背，每隔 1~2 小时可进行 1 次。

中医验方全书

高血压

高血压是危害人体健康的常见病，主要由高级神经中枢调节血压功能紊乱所引起，是以动脉血压升高为主要表现的一种疾病。成人如舒张压持续在 12 千帕以上，一般认为是高血压。病人通常感到头痛、头晕、失眠、心悸、胸闷、烦躁和容易疲乏，严重时可发生心、脑、肾功能障碍。中医认为，引起血压升高的原因是情志抑郁，恚怒忧思，以致肝气郁结，化火伤阴；或饮食失节，饥饱失宜，脾胃受伤，痰浊内生；或年迈体衰，肝肾阴阳失调等。因此，诊断时应注意与肾动脉疾病、肾炎、内分泌疾病所引起的症状性高血压相区别。

民间验方一

—组 成—海蜇 150 克，荸荠 350 克。

—用 法—将海蜇与荸荠洗净，加水 1000 毫升，煎至 250 毫升。空腹顿服或分 2 次服用。

—功 效—滋阴清热，降血压。

—主 治—适用于高血压。

荸荠

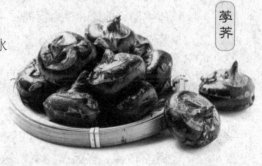

内科验方

民间验方二

—组 成—海参、冰糖各 50 克。

—用 法—海参洗净，加水同冰糖煮烂，每日早晨空腹服，吃参饮汤。

—功 效—补益肝肾，养血润燥。

—主 治—适用于高血压，动脉硬化。

民间验方三

—组 成—菊花、槐花、绿茶各 3 克。

—用 法—以沸水沏。待浓后频频饮用，平时可当茶饮。

—功 效—清热散风。

—主 治—适用于高血压引起的头晕、头痛。

民间验方四

—组 成—桑白皮50克，大腹皮30克，赤茯苓皮15克，陈皮9克，生姜皮6克。

—用 法—每日1剂，水煎服。

—功 效—行气导滞，利水散浊。

—主 治—适用于高血压。

—加 减—如头痛剧烈，伴恶心、呕吐、失眠时，加天麻、钩藤；如精神错乱、躯体木僵、抽搐、视力模糊时，加天麻、僵蚕；如胸闷、胸痛时，加瓜蒌皮、丹参。

民间验方五

—组 成—玄参12克，麦冬、牛膝、茯苓、钩藤、菊花各9克，代赭石、龙骨、牡蛎各15克，炙远志、蝉蜕各6克。

—用 法—每日1剂，水煎服。

—功 效—滋肾养肝，潜阳息风。

—主 治—适用于肾阴亏损、肝阳上扰性高血压。

—加 减—肾阴亏甚者，可加熟地、女贞子、龟胶；血压持续不降者，可酌加桑寄生、夏枯草、杜仲。

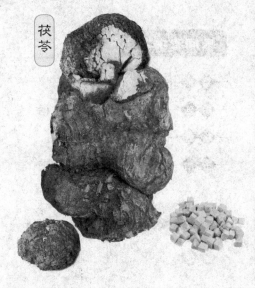

茯苓

中医验方全书

民间验方六

—组成—夏枯草 30 克,钩藤、菊花各 20 克,桑叶 15 克。

—用法—以上各味煎水浸洗双足,每日 2~3 次,每次 30 分钟。

—功效—清热凉肝,息风止痉。

—主治—适用于高血压之属肝阳上亢,阳亢化火动风者。

民间验方七

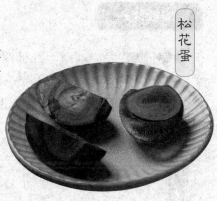

松花蛋

—组成—松花蛋 1 枚,淡菜、大米各 50 克。

—用法—松花蛋去皮,淡菜浸泡洗净,同大米共煮作粥,可加少许盐调味。食蛋菜饮粥,每早空腹用。

—功效—清心降火。

—主治—适用于高血压,耳鸣,眩晕。

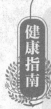

健康指南

1 减少钠的摄入有利于控制高血压,在饮食中应多吃含钾、钙丰富而含钠低的食物,如土豆、芋头、茄子、莴笋、海带、冬瓜、柑橘、虾皮,以及绿色蔬菜等。

2 控制体重,减少体内脂肪量,可显著降低血压。

3 烟和酒对高血压病人来说非常危险,嗜好烟酒的人更容易患心脑血管疾病,因此戒烟、戒酒,对高血压患者来说是非常必要的。

4 保持心情愉快,避免过度紧张、激动等。

低血压

低血压主要由高级神经中枢调节血压的功能紊乱所引起，是以体循环动脉血压偏低为主要症状的一种疾病。当生理或病理原因造成血压低于 60/90mmHg 的状态，一般称为低血压。通常表现为头晕、气短、心慌、乏力、健忘、失眠、神疲易倦、注意力不集中等。女性可有月经量少、持续时间短的表现。中医学认为，本病与身体虚弱、气血不足有关。

民间验方一

组成——潞党参、炒白术、当归、鹿角胶（烊冲）、枸杞子、柴胡、醋香附、葛根、桔梗、炙甘草各 10 克，麦芽、熟地各 30 克，山萸肉、炙黄芪、炒枳壳各 15 克，陈皮、砂仁（后下）、升麻各 6 克，细辛 3 克，红枣 5 枚，生姜 5 片。

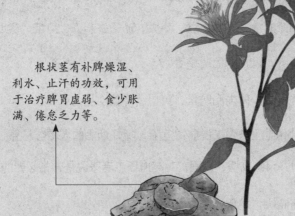

白术

根状茎有补脾燥湿、利水、止汗的功效，可用于治疗脾胃虚弱、食少胀满、倦怠乏力等。

—用 法—每日 1 剂，水煎 3 次，分 3 次服。30 剂为 1 个疗程。

—功 效—补元益精，疏肝升清。

—主 治—适用于体质性低血压。

民间验方二

—组 成—制附片、肉桂、补骨脂、山萸肉、枸杞子各 10 克，仙灵脾 9 克，熟地、黄精各 12 克。

—用 法—将配方中的药材放入砂锅中，加水用小火煎熬即可，每日 1 剂，分 2 次服。

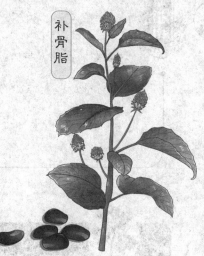

补骨脂

—功 效—温肾填精。

—主 治—适用于肾精亏损所致的低血压。

—加 减—气短神疲、头晕欲倒，加人参；肢冷，加巴戟天、鹿角片、紫河车；舌质偏黯或紫气，加川芎、当归、红花；舌红、口干，加生地、麦冬。

民间验方三

—组 成—淫羊藿 30 克，白酒 500 克。

—用 法—将淫羊藿放入白酒内浸泡 7 日，每日早晚空腹服用，每次 15 克，连服至血压升至正常或自觉症状消失，再服 1 月以上巩固疗效。

—功 效—温肾壮阳。

—主 治—适用于由心肾阳虚所引发的低血压。

民间验方四

—组 成—黄芪、当归各 12 克，党参、白术、炙甘草、陈皮、葛根各 10 克，熟地 9 克。

—用 法—将配方中的药材放入砂锅中加水用小火煎熬即可，每天 1 剂，分 2 次服。

—功 效—补益心脾。

—主 治—适用于心脾两虚所致的低血压。

—加 减—若心悸、自汗、舌尖红，加麦冬、五味子；气短不能接续，加升麻、柴胡；失眠，加枣仁、龙眼肉；胸闷、脘痞、呕恶，加法半夏、茯苓、明天麻。

健康指南

① 血压低的人应多休息，尽量避免身体过度劳累，不要从事重体力的劳动，也不要熬夜。

② 血压低的人身体往往比较弱，日常饮食需要多补充营养，可以多吃一些补气血的食物，还可以用人参、黄芪等进行滋补。

③ 平时要多喝水，体内水分充足有利于增加血容量，促进血液循环。

冠心病

冠心病是冠状动脉粥样硬化性心脏病的简称，是由于冠状动脉血管发生粥样硬化病变而造成血管腔狭窄或闭塞，使得血流无法顺利流通，满足不了心肌的需求，进而造成心肌受损的一种心血管疾病。在临床上中老年人最容易患冠心病，主要表现为心绞痛、心肌梗死、心律失常、心力衰竭或猝死等。在中医学中，冠心病属胸痹、心痛、心悸等范畴。

民间验方一

—组 成—蜂蜜、何首乌、丹参各25克。

—用 法—先将两味中药水煎去渣取汁，再调入蜂蜜拌匀，每日1剂。

—功 效—益气补中，强心安神。

—主治—适用于冠状动脉粥样硬化性心脏病。

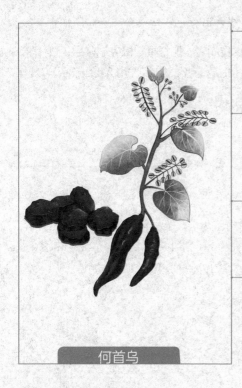

何首乌

入药部位

植物的块根。

性味归经

苦、涩，制熟则味兼甘，微温。归肝、肾经。

功效

补肝肾，益精血，润肠通便，解毒，截疟。

主治

眩晕，失眠，头发早白，腰膝酸软，肠燥便秘，瘰疬，疮痈等。

民间验方二

—组 成—瓜蒌、薤白、枳壳、半夏、桂枝、丹参、赤芍、川芎、五味子各12克，党参、麦冬各15克，白术20克，茯苓30克，甘草（炙）10克。

—用 法—水煎服。

—功 效—益心通阳，化痰利水，活血调营。

—主 治—适用于冠心病所致的胸闷，气短，心前区刺痛症。

民间验方三

—组 成—赤芍15克，葛根、红花、川芎、当归、菊花、羌活、党参、麦冬、五味子各10克，丹参30克。

—用 法—每日1剂，水煎2次，取汁300毫升，分2次温服。

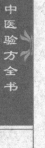

—功效—补益心气，活血化瘀，通脉止痛。

—主治—适用于冠心病所致心绞痛，心律失常等，属心气不足，心血瘀阻者。

—加减—伴心区疼痛者，加菖蒲、郁金；胸闷者，加桔梗、枳壳、薤白；肢体凉麻者，加鸡血藤、桂枝、钩藤；气虚重者，党参改用人参或西洋参，或加黄芪（50克）；心律不齐者，加柏子仁、炙甘草。

民间验方四

—组成—马齿苋、韭菜各等份，葱、姜、猪油、酱油、盐、味精、鸡蛋各适量。

—用法—将马齿苋、韭菜分别洗净，阴干2小时，切碎末。将鸡蛋炒熟弄碎。然后将马齿苋、韭菜、鸡蛋拌在一起，加上盐、酱油、猪油、味精、葱、姜末为馅，和面制成包子，放在笼里蒸熟食用。

—功效—清热祛湿，凉血解毒。

—主治—适用于老年性冠心病。

民间验方五

—组成—黄芪30克，赤芍、川芎、葛根、红参、甘草各15克，丹参12克，郁金、降香各10克。

—用法—水煎服。

—功效—益气，活血，通络。

—主治—适用于冠状动脉供血不足，气憋、全身乏力，脉象沉弱，舌紫或边缘紫，属气虚血瘀者。

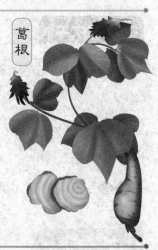

葛根

民间验方六

—组成—薤白15克，桂枝、荜茇、乳香各10克，高良姜、香附、血竭、没药各9克，细辛6克。

—用法—水煎服，每日1剂，分2次服。

中医验方全书

—功效—温通散寒，活络止痛。

—主治—适用于心绞痛。

民间验方七

—组成—茯神、生地、麦冬各15克，阿胶、炙甘草、麻仁各12克，炒山楂、砂仁、大枣、人参各10克。

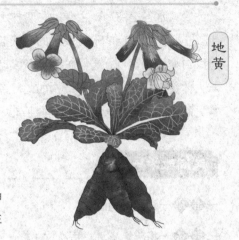

地黄

—用法—每日1剂，水煎2次，混匀后，早晚分2次服。

—功效—滋阴和阳，益气养血。

—主治—适用于心肌病，冠心病，自主神经功能紊乱等引起的房性或室性早搏，心动过速，心房纤颤等。

健康指南

① 饮食方面要注意，低脂清淡的食物是适合冠心病患者的，应多食用富含维生素和膳食纤维的食物，及新鲜的蔬菜、水果，动物内脏、肥肉类食物要避免食用。注意饮食规律，少食多餐，切忌暴饮暴食，也不可吸烟、饮酒。

② 要保证充足的睡眠，早睡早起，避免熬夜。

③ 保持良好的心情，避免情绪过分波动。发怒、过分紧张、焦虑、激动等均可诱发冠心病。

④ 可适当进行一些不剧烈的运动，如打太极拳、慢跑等。

⑤ 随身携带应急药物，以免发生意外。

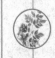

胃 病

　　胃是人体消化道的扩大部分，是贮藏和消化食物的器官，中医称其为六腑之一，为"水谷之海"，主受纳和腐熟水谷。胃上口以贲门接食管，下口以幽门通十二指肠，依靠幽门附近发达的环状括约肌控制食物由胃入肠。胃壁有黏膜，并分泌胃液消化食物，胃肌扩缩运动以磨碎食物，推物入肠。胃内有血管、神经等与人体各部相连。功能和结构如此复杂，任何一处受伤或中毒感染，都可致病。常见的胃部疾病有急性胃炎、慢性胃炎、胃溃疡、胃下垂、胃出血等。

民间验方一

—组成—鲜羊奶适量。

—用法—将羊奶煮沸。每次饮1杯，每日2次。

—功效—滋阴养胃。

—主治—适用于阴虚所引起的反胃、干呕等症。

民间验方二

—组成—猪大肠1挂，香油、黄酱、姜丝各适量。

—用法—将猪大肠用盐水抓洗，翻过来把肠内污物冲洗干净，然后再翻过来用清水漂洗干净，用线将肠两端扎紧，放锅内加水煮熟。熟后切成小段，加香油、黄酱、姜丝熘炒，佐大米软饭吃，但不宜吃过饱。可连续吃5挂。

—功效—宽膈利胃。

—主治—适用于噎膈，呃逆，呕吐，饮食不进。

民间验方三

—组成—蒲公英叶和根以2∶1的比例混合。

—用 法—水煎服。

—功 效—强化胃肠。

—主 治—适用于因饮食不慎而导致的消化不良。

民间验方四

—组 成—乌龟肉、猪肚各 200 克，盐少许。

—用 法—将乌龟宰杀去肠脏，洗净，切块。猪肚洗净切作小块，共放锅内加水、盐炖煮至肉烂，每日分 3 次吃完。

—功 效—补中益气，健脾胃。

—主 治—适用于改善胃病的嗳酸及疼痛。

民间验方五

—组 成—猪肚 1 副，胡椒 10 粒，姜 5 片。

—用 法—将猪肚反复洗净，纳入胡椒和姜片，隔水炖烂，每日早晚就饭吃。

—功 效—温中下气，补脾调胃。

—主 治—适用于胃痛已久，身体虚弱，饮食减少，日渐消瘦。

胡椒

民间验方六

—组 成—洋白菜 500 克，粳米 50 克。

—用 法—洋白菜洗净，切碎煮半小时，捞出菜不用，下米煮粥。日食 2 次。

—功 效—缓急止痛。

—主 治—适用于胃脘拘急疼痛。

民间验方七

—组 成—冬青 30 克，川楝子、白芷各 15 克。

—用 法—每日1剂，水煎，分2次服。30天为1疗程，1疗程未愈而有效者可继续服第2疗程，2个疗程未愈者停药。

—功 效—消肿排脓，燥湿止痛，

—主 治—适用于胃、十二指肠溃疡。

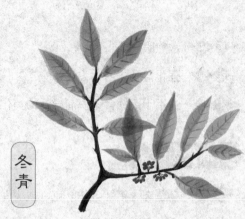

冬青

民间验方八

—组 成—牛奶200毫升，鹌鹑蛋1枚。

—用 法—牛奶煮沸，打入鹌鹑蛋再沸即成，每日早晨空腹服1次，连续饮用。

—功 效—补胃，益胃。

—主 治—适用于慢性胃炎。

民间验方九

—组 成—猪肚250克，白胡椒15克。

—用 法—猪肚洗净切片，同白胡椒共煮熟后，分2~3次食用。

—功 效—补益脾胃。

—主 治—适用于胃下垂及胃寒疼痛。

民间验方十

—组 成—吴茱萸、党参、桂枝各12克，白术、茯苓、陈皮、制半夏各10克，干姜20克，旋覆花15克，炙甘草6克，大枣6枚。

—用 法—每日1剂，水煎服，15日为1疗程。

—功 效—补中益气，健脾化湿。

—主 治—适用于胃下垂。

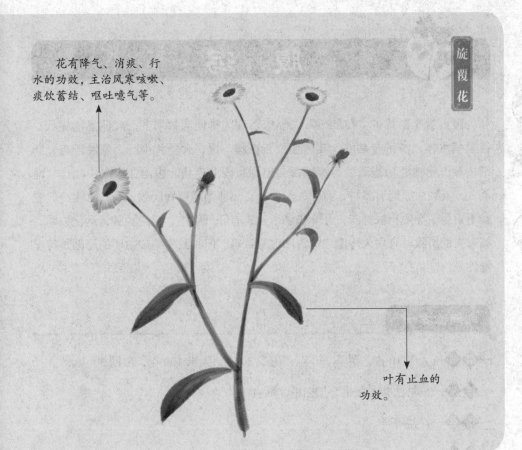

花有降气、消痰、行水的功效，主治风寒咳嗽、痰饮蓄结、呕吐噫气等。

叶有止血的功效。

1 养成良好的饮食习惯，严禁暴饮暴食，饮食宜清淡、易消化，不要吃冷饭，也不可吃过烫的食物；注意饮食均衡，多吃富含维生素的食物。

2 注意天气变化，天气转凉时，注意胃部的保暖。胃部着凉易引发胃痉挛、吐酸等。

3 胃病和人的情绪密切相关，应尽量保持情绪平和，避免长时间烦恼、忧伤、激动等。

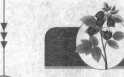

腹 泻

　　腹泻就是俗称的"拉肚子"，临床表现为排便次数增多，大便呈稀糊状，甚至呈水样，多带有黏液。其病变位置在脾、胃、大肠和小肠，急性肠炎、肠结核、胃肠神经功能紊乱等疾病都会出现腹泻的症状。腹泻在中医中叫作"泄泻"，其致病原因有多种，有寒、湿、暑、热邪困阻脾胃所致；有贪食生冷、饮食不卫生，导致胃呆脾滞，升降失调所致；有肝气郁结，横逆犯脾，运化失常，情志失调所致；有病久体虚、脾肾阳虚所致等。但其致病的最主要的原因是脾虚湿胜。

民间验方一

—组 成—大枣 10 枚，栗子 250 克，茯苓 20 克，大米 100 克，白糖 30 克。

—用 法—按常法共煮做粥，加白糖。服食。

—功 效—补益脾肾。

—主 治—适用于脾胃虚弱所致的泄泻和脾肾阳虚所致的五更泻。

民间验方二

—组 成—野鸡肉、葱、姜、花椒粉、盐、面粉各适量，
　　　　　怀山药 50 克。

—用 法—野鸡肉剁成肉泥，放入葱姜末、花椒粉及盐，
　　　　　搅拌成馄饨馅。面粉加水和面擀成馄饨皮，
　　　　　包馅备用。锅内水中加怀山药煮沸 5~10 分钟，
　　　　　下馄饨煮熟。食用。

—功 效—补益脾胃。

—主 治—适用于脾胃气虚而致的泄泻。

—注 意 事 项—不宜与木耳同食。

葱

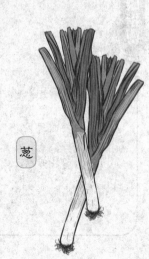

中医验方全书

民间验方三

组成——苍术、柴胡、羌活、防风、升麻、茯苓、陈皮各 10 克，神曲、山药、炙黄芪各 20 克，炙甘草 4 克。

用法——每日 1 剂，水煎取汁。早晚各服 1 次，20 天为 1 疗程。1 疗程结束后停药 5 天，若未愈，再服第 2 疗程。3 个疗程结束后观察疗效。

功效——益气升阳，和中除湿。

主治——适用于慢性腹泻。

民间验方四

组成——榛子仁、红枣各适量。

用法——将榛子仁炒至焦黄，研细。每次 1 汤匙，每日早晚各 1 次，空腹以红枣汤送服。

功效——补脾胃，益气力。

主治——适用于脾虚泄泻，身倦无力。

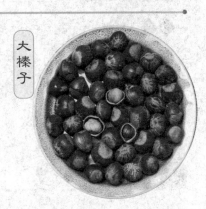

大榛子

健康指南

❶ 注意饮食卫生，饭前便后要洗手，不吃腐败变质的食物，不喝生水，瓜果要仔细清洗干净再食用。

❷ 饮食有节，不暴饮暴食，忌食辛辣、油腻的食物。夏季不可因热贪凉，不可一味食用冷饮。多次腹泻易伤津耗气，可喝一些淡盐水、米粥等以养胃生津。

❸ 加强锻炼，增强体质，使脾气旺盛，则不易受外邪侵袭。

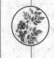

痢 疾

痢疾是由痢疾杆菌引起的肠道传染病的总称，它有细菌性痢疾和阿米巴痢疾两类。前一类常见。痢疾起病急，畏寒，发热在38℃以上，腹痛、腹泻一日十余次以上，并伴有恶心、呕吐，严重者还失水，血压下降，大便开始成水样，以后排出量少、黏稠、鲜红或粉红的浓血便，左下腹有压痛感。中医称为肠澼、滞下，因症状不同分为赤痢、白痢、赤白痢、噤口痢、休息痢等。初起时多属湿热积滞，久痢多属虚寒。

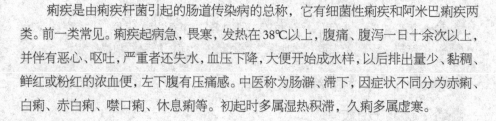

绿豆

民间验方一

—组 成—马齿苋 22 克（干品 50 克），绿豆 100 克。

—用 法—洗净后共煎汤。顿服，连用 3~4 次。

—功 效—清热解毒。

—主 治—适用于痢疾，肠炎。

民间验方二

—组 成—羊骨 1000 克，粳米或糯米 70 克，葱、姜、盐等各适量。

—用 法—新鲜羊骨洗净锤碎，加水煎汤取汁；以汁煮粳米成粥，加葱、姜、盐，再煮 2~3 沸。早、晚餐服用。

—功 效—补肾气，强脾胃。

—主 治—适用于虚寒痢。

民间验方三

—组 成—马齿苋 500 克，粳米 100 克。

—用 法—马齿苋洗净，捣烂后用纱布挤取汁，下粳米煮作粥。空腹食用。

—功 效—清热利湿。

主治——适用于赤白痢疾。

民间验方四

组成——细菜6克，核桃仁25克，生姜8克，红糖9~10克。

用法——将以上几味用水同煎40分钟，取液400毫升，分2次空腹热服。

功效——温中健脾，补肾，止痢。

主治——适用于寒湿痢。

民间验方五

组成——鲜葡萄250克，红糖适量。

用法——将葡萄洗净，绞取汁，放入红糖调匀。顿服，数次即愈。

功效——消炎止痢。

主治——适用于赤痢疾。

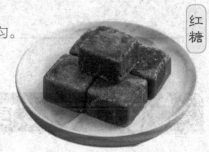

红糖

内科验方

民间验方六

组成——老枣树皮适量。

用法——将枣树皮洗净，晒干，捣碎研末。每次以水送服1克，每日3次。儿童酌减。可连续服用3~6天。

功效——收敛止泻，消炎抗菌。

主治——适用于急性菌痢，肠炎。

民间验方七

组成——猪胆1个，绿豆100克。

用法——将绿豆碾碎，研成粉末。把绿豆粉纳入猪胆汁内浸泡多日。首次服1克，以后减半，每日 3 次，温开水送下。

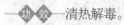功 效 清热解毒。

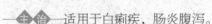主 治 适用于白痢疾，肠炎腹泻。

健康指南

1 注意饮食卫生，要食用洗净、煮熟的食物，饭前便后要洗手。

2 饮食宜清淡，可食用一些流质或半流质的易消化的食物，减轻
肠胃负担，不可食用辛辣、油腻等刺激肠胃的食物。

3 腹泻期间，若脱水严重，可口服盐开水等液体补液。

4 注意保证充足的休息。

便 秘

便秘是指大便秘结不通，粪便在肠内停留过久，变得干燥而坚硬，排便变得
非常困难。便秘患者每周排便少于 3 次，并且非常费力，严重影响生活质量。引起
便秘的因素很多，主要是热邪壅结、食物停滞、过食辛热厚味，或因年老、生病
所致的气血虚弱、津液不足等。在中医上，便秘分为寒秘、热秘、气秘、血秘四
种。寒秘主要是由于身体虚弱、寒气凝结所致，因此要温通；热秘主要是由于饮食
无度，肠胃积热所致，因此要清热润肠；气秘主要是由于忧思过度、气滞不通所
致，应顺气行滞；血秘主要是由于老年体弱、久病后血虚津少所致，应养血润燥。

民间验方一

组 成 猪肚、薏米各适量。

用 法 分别煮烂。当主食吃。

中医验方全书

—功 效— 补虚劳，益血脉，利肠胃。

—主 治— 适用于大病后空存皮骨，大便燥结。

民间验方二

—组 成— 郁李仁 20 克，白米 60 克。

—用 法— 把郁李仁捣烂，放入水中搅匀，滤去渣取其汁。亦可将郁李仁加 500
毫升水煎煮取汁，以药汁和淘洗净的白米煮粥，每日早晚温热服食。

—功 效— 滑肠润燥。

—主 治— 适用于老人便秘。

民间验方三

—组 成— 松仁 15 克，粳米 30 克。

—用 法— 按常法先用粳米煮粥，后将松仁和水搅作糊状，入粥内，煮三两沸。
空腹食用。

—功 效— 补中益气。

—主 治— 适用于老年气血不足或热证伤津引起的大便秘结。

民间验方四

—组 成— 生白术 60 克，生地黄 30 克，升麻 3 克。

—用 法— 水煎服，每日 1 剂。

—功 效— 补气益阴，润肠通便。

—主 治— 适用于便秘。

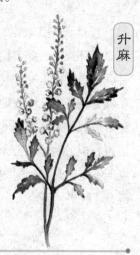

升麻

内科验方

民间验方五

—组 成— 菠菜 200 克，猪血 150 克，盐少许。

—用 法—将菠菜、猪血同煮，后加盐。饮汤。

—功 效—润肠通便。

—主 治—适用于大便不通及解酒毒。

健康指南

1 多吃一些高纤维的食物，包括新鲜蔬菜、粗粮等，以扩充粪便体积，促进肠蠕动。

2 大量饮水，尤其是在食用高纤维食物后。早晨起床后，喝一杯淡盐开水，有利于软化粪便，保持肠道清洁、通畅。

3 避免久坐，一定要多活动，以疏通气血。

4 养成定时排便的习惯。

肝　炎

　　肝炎是肝脏炎症的统称，它是由很多致病因素造成的。根据病因不同，我们可以将肝炎分为病毒性肝炎、细菌性肝炎、药物性肝炎、酒精性肝炎、自身免疫性肝炎等；根据病程长短不同，又可以将其分为急性肝炎和慢性肝炎。由于病因不同，肝炎的临床表现有所差异，基本症状为食欲减退、腹胀、恶心、呕吐、易疲倦等。从中医的角度来说，肝炎被称为胁痛、聚积、鼓胀。中医认为人们之所以患肝炎，主要是因为正气不足。由于饮食不节制等原因，人们的脾胃被损伤，从而不能化湿，湿热内生，对脾和肝都造成伤害，肝胆脾胃不和，严重损伤了正气，导致了肝炎的发生。

中医验方全书

民间验方一

组成 黄豆60克，白菜干45克，茵陈30克，郁金9克，山栀、柴胡、通草各6克。

用法 黄豆与白菜干煎汤饮服，早晚另煎服茵陈等五味中药。

功效 疏肝理气，利胆退黄。

主治 适用于病毒性肝炎。

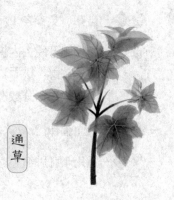

通草

民间验方二

组成 寄生、桑葚子、韭菜籽各20克，生地、熟地、鹿钻菜籽、甘菊花、腊树子、补骨脂各15克，北五味子、山萸肉、薯蓣、泽泻、茯苓、丹皮各10克，枸杞子30克。

用法 研末，制成蜜丸，每丸9克，每日2~3次，淡盐水送服。

功效 补肾益肝。

主治 适用于乙型肝炎。

民间验方三

组成 南沙参30克，全当归、杭麦冬、甘枸杞、熟地黄、杭白芍、制鳖甲、鸡内金、霍山石斛、广郁金、青陈皮各10克，北五味5克。

用法 将以上几味加水煎服，每日1剂，分2次服。

功效 滋阴养肝。

主治 适用于慢性肝炎。

加减 口苦甚者，加酒炒黄连以清热；失眠者，加酸枣仁、琥珀以安神定志；腹胀纳差者，加炒"三仙"以助运化；慢性肝炎、早期肝硬化者，加桃仁、红花、三七以通络活血。

注意事项 肝胆湿热及脾胃虚寒者忌服。

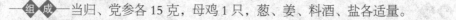

民间验方四

组成 当归、党参各 15 克，母鸡 1 只，葱、姜、料酒、盐各适量。

用法 将母鸡开膛去内脏，洗净。将当归、党参放入鸡腹内，置砂锅内，加水，下葱、姜、料酒、盐各适量。砂锅放旺火上烧沸，改用文火煨炖至烂。吃肉饮汤，分数次吃完。

功效 补血强体。

主治 适用于肝脾血虚之慢性肝炎和各种贫血。

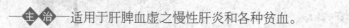

民间验方五

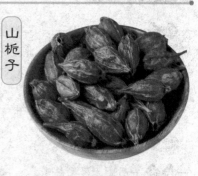

山栀子

组成 玉米须 100 克，茵陈 50 克，山栀子、广郁金各 25 克。

用法 水煎，去渣，每日 2~3 次分服。

功效 清利湿热，降低血脂。

主治 适用于黄疸型肝炎，脂肪肝。

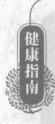

健康指南

❶ 病毒性肝炎具有一定的传染性，因此肝炎患者平时要注意个人的日用品要单独使用，以免传染他人。

❷ 要注意均衡饮食，不要食用过量的肉和糖类，以免形成脂肪肝；不要饮酒，以免加重肝脏的负担。

❸ 适当进行锻炼，以提高身体素质，增强抵抗力。

中医验方全书

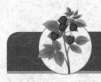

肾　炎

　　肾炎是肾小球肾炎的简称，它不是单一的疾病，而是由多种病因和多种发病机理导致的，病理类型各异，临床表现又常有重叠。具体来说，肾炎是由免疫介导、炎症介质参与的，最后导致肾固有组织发生炎性改变，引起不同程度肾功能减退的一组肾脏疾病。肾炎的临床表现主要有乏力、腰部疼痛、血尿、水肿、尿量减少（部分患者少尿）、充血性心力衰竭等。肾炎在中医学属水肿、尿血、虚劳、腰痛等范畴。

民间验方一

—组　成—爵床草、益母草、白花蛇舌草各 30 克，车前草 15 克，浮萍草 10 克。

—用　法—每日 1 剂，水煎，分 2 次服。

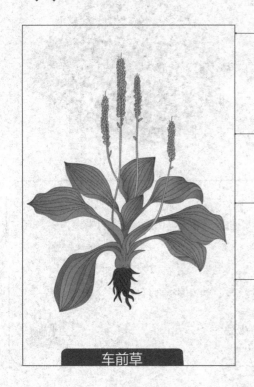

车前草

入药部位

植物的干燥或新鲜全草。

性味归经

甘，寒。归肝、肾、肺、小肠经。

功效

清热利尿，祛痰。

主治

水肿尿少，热淋涩痛，暑湿泻痢，痰热咳嗽，吐血衄血，痈肿疮毒等。

—功效—祛风清热，解毒利水。

—主治—适用于急性肾炎，浮肿少尿。

民间验方二

—组成—生地、茯苓各 15 克，山茱萸、泽泻、丹皮、怀山药、雷公藤各 10 克。

—用法—水煎服。

—功效—滋阴补肾，利湿解毒。

—主治—适用于慢性肾小球肾炎。

民间验方三

—组成—薏苡仁 30 克，滑石粉、茯苓各 24 克，益母草 18 克，砂仁壳 5 克，肉桂 3 克。

—用法—水煎服。

—功效—健脾利湿，益肾化浊。

—主治—适用于慢性肾炎。

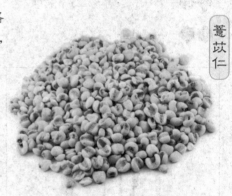

薏苡仁

健康指南

❶ 注意合理饮食，若水肿明显，血压升高，应减少食盐的摄入量，多吃蔬菜。

❷ 保持规律的生活，避免经常熬夜，以免影响身体的新陈代谢。

❸ 控制好血压、血糖、血脂，避免劳累。

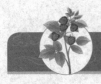

肾结石

　　肾结石是一种常见的泌尿外科疾病，是由于尿液中的成分形成结石沉积在肾脏集合系统中而引起的病症。此病属于中医学砂淋、石淋、血淋等范畴，因虚实不调、饮食不节、情志失调等，致使湿热蕴于下焦，结而为石。主要临床表现为腰部疼痛、血尿、排尿困难等情况。肾结石多发病于男性，主要由代谢异常、尿路病变、生活方式、饮食结构、体质等因素所致。

民间验方一

—组　成—金钱草 30 克，滑石粉（包）24 克，紫贝齿（打）15 克，石韦、王不留行、海金沙、冬葵子、肉苁蓉、甘枸杞子、川牛膝、桑寄生各 12 克，川杜仲、乳香、防己各 9 克。

—用　法—每日 1 剂，水煎，早晚分服。

—功　效—强肾正本，利水通淋，活血化瘀。

—主　治—适用于肾结石。

—宜　忌—治疗期间多饮水，多跳跃，有利于结石的排出。

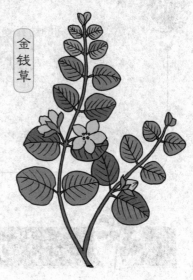

金钱草

民间验方二

—组　成—黄鱼耳石（即黄花鱼的鱼脑石）、甘草各适量。

—用　法—黄鱼耳石研末。每次服 5 克，每日 3 次，以甘草煎汤送服。

—功　效—通淋，利水。

—主　治—适用于肾结石，膀胱结石，胆结石。

内科验方

—组成—草珊瑚 30 克。

—用法—水煎服，每日 1 剂，分 2 次服，亦可用酒泡服。

—功效—祛风除湿，活血化瘀。

—主治—适用于肾结石。

健康指南

❶ 多饮水、多排尿，促进小结石的排出。

❷ 养成良好的运动习惯，增强身体免疫力。

❸ 针对不同的结石类型，合理调整饮食结构。如草酸盐结石患者，忌食菠菜、马铃薯等；磷酸盐结石患者，忌食高磷、高钙食物；尿酸盐结石患者，忌食动物内脏及豆类等。

❹ 作息规律，避免熬夜，并戒烟、戒酒，保持身体健康。

前列腺炎

前列腺炎是泌尿科中常见的一种疾病，该病的致病原因有很多，其中最主要的一个原因为病原体感染。该病的主要临床症状为尿道刺激性疼痛和慢性盆腔疼痛。中医认为，前列腺炎是由血瘀、湿热、肾虚、肝郁等原因所导致的，治法以活血化瘀、清热解毒、补肾疏肝为主。

—组成—黄柏、太子参、乌梅、白芍、金樱子、覆盆子、川断各 10 克，芡实、益智仁、枸杞子、牡蛎、桑寄生、甘草各 15 克，知母 6 克，菟丝子、茯苓、地龙、红花各 12 克。

———**用 法**———水煎内服，每日 1 剂。7 天为 1 疗程。

———**功 效**———补肾填精，清热利湿，活血化瘀。

———**主 治**———适用于慢性前列腺炎。

民间验方二

———**组 成**———葵菜叶适量，淀粉、食盐、味精各少许。

———**用 法**———煮沸加入少量淀粉作羹，并以食盐、味精调味而成，每日 2 次，空腹食用。

———**功 效**———消炎解毒，清热利湿。

———**主 治**———适用于慢性前列腺炎。

民间验方三

———**组 成**———丹参、泽兰、乳香、赤芍、王不留行、川楝子各 9 克，桃仁 6 克，败酱草 15 克，蒲公英 30 克。

———**用 法**———每日 1 剂，水煎，内服。1 月为 1 疗程。

———**功 效**———活血化瘀，清热解毒，化湿利浊。

———**主 治**———适用于慢性前列腺炎。

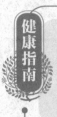

健康指南

❶ 少饮酒，忌食辛辣、刺激之物。

❷ 房事有节。

内科验方

③ 积极参加体育锻炼，增强体质。

④ 急性前列腺炎应及时彻底治疗，以免延为慢性前列腺炎。

⑤ 勿长时间骑车，勿久坐。

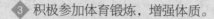

水 肿

水肿可分为局部性水肿和全身性水肿，发生水肿的原因有很多，其中包括毛细血管内流体静力压升高、血浆胶体渗透压降低、淋巴液回流受阻等。中医将水肿分为阳水和阴水，阳水以祛风化湿为主，阴水以健脾补肾为主。

民间验方一

组 成——鲇鱼 500 克，酱油、醋、葱、姜末各适量。

用 法——先将鲇鱼开膛，保存鱼体上的黏液，切段装盘下调料，隔水蒸熟。

功 效——补中，益阴，利小便。

主 治——适用于水肿。

民间验方二

组 成——雄鸭肉、大米、盐各适量。

用 法——前两味共煮成粥，加盐调味。食用，每日 2 次。

功 效——滋阴补虚，利尿消肿。

主 治——适用于水肿。

民间验方三

组成 — 鲜茅根 200 克（干品 50 克），大米 150 克。

用法 — 先将茅根加适量水煎煮，水沸半小时后捞去药渣，再加洗净的大米煮作粥。1 日内分 2 次食用。

功效 — 利水消肿。

主治 — 适用于水肿，小便不利。

民间验方四

组成 — 新鲜羊肾、白术片各 45 克。

用法 — 将羊肾处理干净，切成细丁，同白术片一起放入砂锅内煮成粥样，一次空腹食之。

功效 — 补肾健脾，燥湿利水。

主治 — 适用于肾虚水肿。

民间验方五

组成 — 莪术、红球姜、岩姜、闭鞘姜、天门冬各 50 克。

用法 — 上药水煎煮后，取汤汁擦洗患部。每日 2~3 次，每次 20~30 分钟。亦可内服，每日 3 次，每次 30 毫升。

功效 — 活血利水消肿。

主治 — 适用于水肿。

莪术

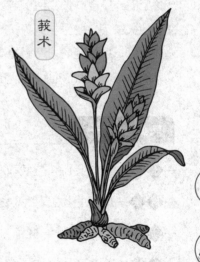

健康指南

❶ 注意休息，保持充足的睡眠。

❷ 饮食方面应控制食盐的摄入量，少吃腌制类的食物，以清淡为主，

多吃蔬菜和水果。

③ 少食多餐，从而减轻肠道负担，起到预防水肿的作用。

④ 多运动，提高自身免疫力。

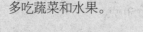

中　风

中风为急性脑血管疾病，是一种非外伤性而发病较急的脑局部血液供应障碍引起的神经性损害。一般分为出血性和缺血性两类，属脑出血、脑血栓、脑栓塞等范畴。临床表现为突然昏厥，不省人事，并伴有口眼歪斜、舌强语謇、半身瘫痪、牙关紧闭或目合口张、手撒肢冷、肢体软瘫等。重者可猝倒、意识丧失、陷入昏迷、大小便失禁等。中医学认为，脑溢血大体属于中脏、中腑的范畴。脑血栓、脑栓塞为中经、中络范畴。乃因患者平素气虚血亏，心、肝、肾三脏阴阳失调，或遭受外邪，或内伤七情而致病。老年人易患此症。

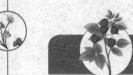

民间验方一

—组 成—鲜姜汁 1 杯，白矾 6 克。

—用 法—开水冲化白矾后兑姜汁。灌服。

—功 效—散风，温中，醒神。

—主 治—适用于中风休克之不省人事。

民间验方二

—组 成—人参 10 克，附片 60 克，粳米 100 克。

—用 法—将人参、附片加水用小火合熬 1 小时，去渣取汁与粳米煮成稀粥，或加1小碗鸡汤，与药汁、粳米一起熬粥。

—**功 效**—益气回阳，扶正固脱。

—**主 治**—适用于突然昏迷，不省人事，目合口开。

民间验方三

—**组 成**—黄连、黄柏、栀子、黄芩各9克。

—**用 法**—每日1剂，水煎，分早晚温服，连续14天为1疗程，服药时间最长为
4个月，最短为1个月。

—**功 效**—清泻心火。

—**主 治**—适用于中风后遗症。

—**加 减**—痰热腑实型，加大黄、瓜蒌、制半夏；气虚血瘀型，加生黄芪、太子
参、鸡血藤；痹阻经络型，加钩藤、通草、丹参、丝瓜络；阴虚风动型，
加生地、玄参、麦冬、生牡蛎。

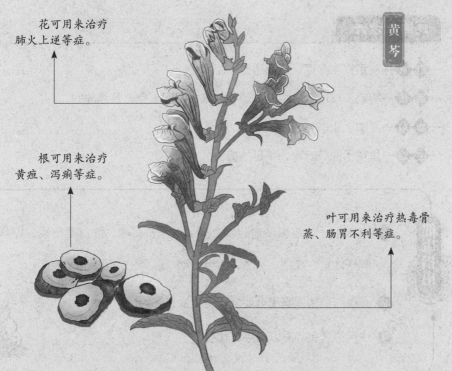

花可用来治疗
肺火上逆等症。

根可用来治疗
黄疸、泻痢等症。

叶可用来治疗热毒骨
蒸、肠胃不利等症。

黄芩

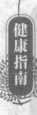

民间验方四

—组 成—鲜鲤鱼血、白糖各等份。

—用 法—两味搅匀涂之。向左歪涂右侧，向右歪涂左侧。

—功 效—补气养血。

—主 治—适用于中风引起的口眼歪斜。

民间验方五

—组 成—葛粉 200 克，荆芥穗 30 克，豆豉 100 克。

—用 法—葛粉加水和面做面条，荆芥穗、豆豉放入水中煮沸，去渣留汁，将葛粉面条放入药汁中煮熟，空腹食用。

—功 效—祛风。

—主 治—适用于中风。

民间验方六

—组 成—鸡蛋皮 120 克，黄酒适量。

—用 法—将鸡蛋皮炒黄，捣碎，研为细末。每服 6 克，黄酒冲服。

—功 效—活血，止痉。

—主 治—适用于四肢麻木，手足抽搐。

健康指南

❶ 生活中一定要积极地控制血糖、血压、血脂，饮食要清淡，控制好体重，戒烟、戒酒，适当运动，以预防中风。

❷ 高血压、糖尿病患者要定期接受检查和治疗。

❸ 中风患者宜静养，多卧床休息。

癫 痫

癫痫又叫"痫证"，是指脑神经元局限性或弥漫性突然异常放电，引起脑功能短暂失常的疾病，常伴有意识障碍，其表现有大发作（羊痫风）、小发作、部分发作、全身发作、持续发作、反射性癫痫、局限性发作等多种形式。一般据病因不同分为特发性（无明确原因）、获得性（脑发育异常、感染、脑血管疾病、脑水肿、脑外伤、肿瘤、缺氧、代谢失调、中毒等引起）癫痫两类。中医学认为，癫痫是因为突受惊恐、饮食不节、劳累过度等造成脏腑失调、痰浊阻滞、气机逆乱、风阳内动所致，其中以痰邪作祟为最。

民间验方一

— 组 成 — 团鱼（鳖）1只，油、盐、酱油各适量。

— 用 法 — 将团鱼宰杀去壳及内脏，切块，洗净，沥尽水。锅置火上加入食油烧热，下鱼块煸炒，放入盐和酱油稍炖开，再加热水适量，水沸后改用文火炖，待团鱼肉烂即成。在发病前服用，每日1只，连服7天。吃肉饮汤。除感觉发热外，无其他反应。

— 功 效 — 益气，补虚，除湿热。

— 主 治 — 适用于湿热瘀滞的羊痫风。

民间验方二

— 组 成 — 柴胡、党参、半夏、黄芩、大枣、芍药各25克，甘草、桂枝各20克，生姜10克。

— 用 法 — 上药研为细末，制成片剂，成人每次6克，每日服3次，儿童酌减。

— 功 效 — 疏肝健脾，调畅气机。

— 主 治 — 适用于顽固性癫痫。

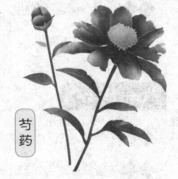

芍药

民间验方三

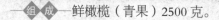

组成 鲜橄榄（青果）2500 克。

用法 将橄榄去核，捣碎，以文火煮 5~6 小时，去渣，再熬至膏状即成。早晚各服 1 汤匙，白水冲服。

功效 清热凉肝，止惊镇静。

主治 适用于羊痫风。

民间验方四

组成 甘草（炙）9 克，怀小麦、大枣各 35 克，明矾适量。

用法 水煎服，每日服 1 剂，分 2 次服，同时每晨空腹开水冲服明矾（米粒大）1 枚。

功效 养心宁神，涤痰去浊。

主治 适用于癫痫。

民间验方五

组成 蓖麻（红茎红叶）根 100 克，鸡蛋 2 枚，黑醋适量。

用法 将鸡蛋破壳煎煮，再入黑醋、蓖麻根共煎，每日 1 剂分服，连服数日。

功效 安心神、通经络。

主治 适用于羊痫风。

民间验方六

组成 猪脑 1 个，冬虫夏草 3 克。

用法 猪脑（剔去红筋不用）同冬虫夏草炖熟。食脑饮汤，每日服 1~2 次。

中医验方全书

—功 效—补脑髓，除脑中邪热，理虚通窍。

—主 治—适用于似痫非痫证。

—组 成—郁金、重楼、白矾各 15 克。

—用 法—上药共研为细末分 10 等份，成人日服 1 份，儿童酌减，3 个月为 1 疗程。

—功 效—清热利湿，解郁化痰。

—主 治—适用于癫痫。

健康指南

❶ 该病是一种慢性疾病，疗程较长，患者需要长时间服药，不可骤然停药或随意增减剂量。

❷ 患者要放松心情，且保持战胜疾病的信心。家人、朋友要多理解、关心、安慰患者，使患者保持乐观的心态。

❸ 患者要养成良好的生活习惯，规律饮食，合理作息。

内科验方

精神分裂症

精神分裂症是指精神活动失常或障碍的一类疾病，是一种持续性、慢性的重型精神疾病。精神分裂症主要影响人的心智功能，患者多为青壮年，临床表现为思维、情感、行为等多方面障碍以及精神活动不协调。精神分裂症在中医学中属"癫狂"。癫证的表现是沉默痴呆，语无伦次，静而多喜；狂证的表现是躁狂不安，动而多怒。其病因为气郁痰火，阴阳失调，应平肝息风，镇惊潜阳。

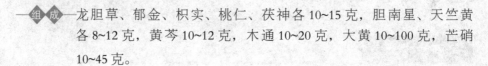
—组 成—龙胆草、郁金、枳实、桃仁、茯神各 10~15 克，胆南星、天竺黄各 8~12 克，黄芩 10~12 克，木通 10~20 克，大黄 10~100 克，芒硝 10~45 克。

—用 法—每日 1 剂，早、中、晚 3 次煎服。10 剂为 1 疗程，间隔两天可进行下一疗程。

—功 效—化痰开窍，泻火通里，化瘀行气。

—主 治—适用于精神分裂症。

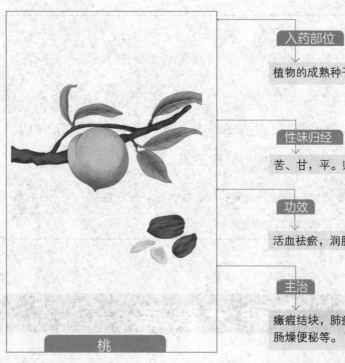

桃

入药部位

植物的成熟种子。

性味归经

苦、甘，平。归心、肝、大肠经。

功效

活血祛瘀，润肠通便。

主治

癥瘕结块，肺痈肠痈，经闭痛经，肠燥便秘等。

民间验方二

—组 成—合欢皮 20~60 克，茯神、郁金各 12 克，菖蒲、醋柴胡、当归、青皮、陈皮、白术、天竺黄各 10 克，胆星 9 克。

—用 法—每日 1 剂，水煎服。

中医验方全书

—功 效—疏肝解郁，化痰开窍。

—主 治—适用于精神分裂症。

民间验方三

—组 成—瓜蒌 30~60 克，栀子、枳实、白芍各 15
克，炙胆南星、橘红、柴胡、大黄、菖蒲、
姜半夏各 10 克，黄连 6~10 克，竹沥 10
毫升（兑入），郁金 12 克，甘草 3 克。

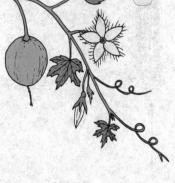

瓜蒌

—用 法—每日 1 剂，水煎，分 2 次温服。

—功 效—舒肝解郁，清心化痰。

—主 治—适用于精神分裂症。

—加 减—躁狂不安，便秘者，加礞石 10~15 克；
失眠重者，加朱砂研细末冲服 1 克；口渴喜饮者，加知母 15 克。

民间验方四

—组 成—太子参、当归、磁石、青礞石、生龙、牡蛎、茯神各 20~30 克，生赭
石 20~60 克，生铁落 20~40 克，黄连、黄芪、沉香、远志、炙胆南星、
石菖蒲、莪术各 6~10 克，粉甘草、芒硝各 6~15 克，蟅虫 3~6 克，琥
珀末 1~2 克。

—用 法—每日 1 剂，水煎 3 次，分 3 次服。2 周为 1 个疗程。

—功 效—清神解毒，活血化痰。

—主 治—适用于精神分裂症。

民间验方五

—组 成—柴胡 9~12 克，黄芩 6~9 克，桂枝 5~8 克，茯苓、党参、生姜各 10 克，
龙骨、牡蛎、半夏各 12 克，大黄、菖蒲、远志各 6 克，大枣 6 枚。

内科验方

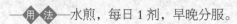

—用 法—水煎，每日1剂，早晚分服。

—功 效—益阴潜阳，镇静安神。

—主 治—适用于精神分裂症。

—注 意 事 项—禁辛辣刺激性食物。

健康指南

① 不能让病人单独外出，以免走失或发生意外。

② 房间内的设置要简单、实用，切勿存放刀剪、绳索、火柴等物品，以免发生意外。

③ 合理安排病人的作息时间，生活要有规律，每天要保证充足的睡眠时间。

④ 病人的药品家人要妥善保管，并按照医嘱给药，一定要看着病人把药服下，谨防病人藏药。未经医生许可，不能擅自改药、减药量或停药，以免病情复发。

神经衰弱

　　神经衰弱是神经官能症中常见病症之一，多因长期情绪失调，用脑过度或病后体弱等原因引起。神经衰弱的临床表现较为广泛，涉及人体大部分器官和系统，但与心血管、神经系统的关系最为密切。主要表现为容易疲劳、易激动、注意力不集中、记忆力减退、头昏、头痛、失眠、乏力、烦躁、多疑、忧郁、焦虑等。一般病程较长，常反复波动。治疗主要是提高病人对疾病的认识，解除顾虑，树立战胜疾病的信心，进行适当锻炼，给予必要的药物治疗。

中医验方全书

民间验方一

—组 成—鹌鹑蛋、白糖各适量。

—用 法—将鹌鹑蛋打破倒入碗中，调匀，用滚开水冲之，服时加白糖，每日早晚各冲 1 个鹌鹑蛋，连续服用。

—功 效—养心安神。

—主 治—适用于神经衰弱。

民间验方二

—组 成—虾壳 25 克，酸枣仁、远志各 15 克。

—用 法—共煎汤，每日服 1 剂。

酸枣

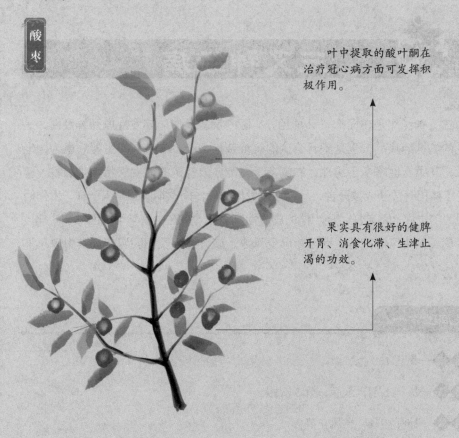

叶中提取的酸叶酮在治疗冠心病方面可发挥积极作用。

果实具有很好的健脾开胃、消食化滞、生津止渴的功效。

—功 效—安神镇静。

—主 治—适用于神经衰弱。

健康指南

1 善于自我调节，保持心情愉快，合理安排好工作、学习和生活的关系，做到劳逸结合。

2 多外出走动，呼吸新鲜空气。

3 坚持做一些自己感兴趣的事情，如画画、唱歌等，可转移注意力，改善情绪。

中医验方全书

三叉神经痛

　　三叉神经痛是在面部三叉神经分布区内反复发作的阵发性剧烈神经痛，是常见的脑神经疾病，也是国际公认的疑难杂症之一。该疾病的主要病患为中老年人，其中女性略多于男性，右侧多于左侧。该疾病的的发病特点是骤发、骤停，疼痛历时数秒或数分钟，呈周期性发作，发作间歇期同正常人一样。发作时表现为闪电样、刀割样、烧灼样的剧烈性疼痛。本病在中医学中属面痛、头痛、偏头痛、偏头风等范畴。病因为感受风寒、痰火之邪及阳明胃热，其中以风邪为主。

民间验方一

—组 成—桑葚 150 克。

—用 法—每日 1 剂，水煎，分 3 次服。

—功 效—补肝益肾，息风止痛。

—主治—适用于三叉神经痛。

—注意事项—脾胃虚寒作泄者忌服。

民间验方二

—组成—全蝎150克，白附子100克，川芎、白芷、
僵蚕各200克。

—用法—上药分别研为细末，拌匀，每日2次，
每次2克。10天为1个疗程。

—功效—通络止痛，消肿排脓。

—主治—适用于三叉神经痛。

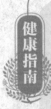

全蝎

健康指南

1 饮食应以软质、易于嚼碎的食品为主，忌食刺激性食物，禁烟酒、浓茶、咖啡。

2 局部注意保暖，不要用太凉或太热的水洗脸，以免诱发头痛。

3 鼻部和上颌窦疾患应及时、彻底治疗。

4 三叉神经痛易与偏头痛、牙痛相混淆，应加以区别，以免贻误治疗。

失 眠

　　失眠有几种形式：一是难于入睡，即起始失眠；二是睡眠浅而易于惊醒，即间断失眠；三是睡眠持续时间短，早醒后不能再入睡，即早醒失眠。患者失眠的同时，如伴以头昏脑胀、头痛、多梦、记忆力减退、神倦胸闷、注意力不集中、

食欲不振，手足发冷等，常见于神经官能症、神经衰弱等；如失眠伴以情绪不稳、过敏、潮热、出汗、头痛头晕、血压波动、月经紊乱等，年龄为45~55岁的可能是更年期综合征；如因环境嘈杂或服用浓茶、饮料、药物，或心中有事、忧郁不解、疼痛等各种原因引起的，均应根据病因，镇定安眠，心理调节。

民间验方一

—**组 成**—生地、麦冬、代赭石、珍珠母各15克，沙参、玄参、金银花各12克。

—**用 法**—每日1剂，水煎，早晚分服。

—**功 效**—补肝肾，平肝安神。

—**主 治**—适用于失眠。

—**加 减**—身体虚弱者，加党参、远志、枣仁；热盛者，加知母、石膏；胃寒者，加茯苓、半夏各12克；头痛者，加荆芥、蔓荆芥子各12克。

麦冬

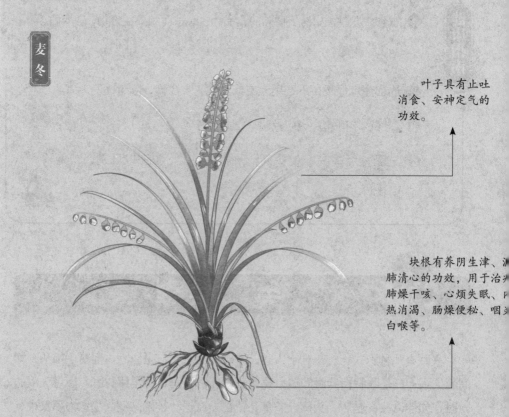

叶子具有止吐消食、安神定气的功效。

块根有养阴生津、润肺清心的功效，用于治疗肺燥干咳、心烦失眠、内热消渴、肠燥便秘、咽喉白喉等。

中医验方全书

民间验方二

—组·成—大枣5枚，粟米50克，茯神10克。

—用·法—先煎煮伏神，滤取汁液，以茯神液与大枣、粟米同煮为粥，每日2次，早晚服食。

—功·效—健脾养心，安神益志。

—主·治—适用于惊悸怔忡，失眠健忘。

民间验方三

—组·成—蝉蜕3克。

—用·法—加水250克，武火煮沸，改用文火缓煎15分钟，取汁饮服。

—功·效—散热定痉，抗惊镇静。

—主·治—适用于失眠症。

民间验方四

—组·成—半夏15克，秫米50克。

—用·法—用河中长流水，澄清，取清液煮秫米、半夏为粥样，但吃时去渣，只吃其汁1小杯，每日3次，连服3天，见效为止。

—功·效—祛痰降逆，和胃，调阴阳。

—主·治—适用于因痰滞胃致阴阳失调的失眠。

民间验方五

—组·成—黄连12克，朱砂15克，生地黄、当归各10克，炙甘草6克。

—用·法—水煎服，1日1剂，早晚服。

—功·效—清心，育阴，安神。

—主 治—适用于心肾不交所致的失眠。

民间验方六

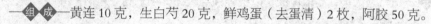

—组 成—黄连 10 克，生白芍 20 克，鲜鸡蛋（去蛋清）2 枚，阿胶 50 克。

—用 法—先将黄连、生白芍加水煮，取浓汁 150 毫升，然后去渣。再将阿胶加水 50 毫升，隔水蒸化，把药汁倒入，以慢火煎膏。将成时放入蛋黄拌匀即可。每服适量，每晚睡前服 1 次。

—功 效—交通心肾。

—主 治—适用于心肾不交之不寐。

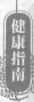

健康指南

① 保持规律的作息，培养良好的睡眠习惯，早睡早起。注意白天休息时间不要过长，否则有可能会影响夜间睡眠。

② 尽量将卧室布置得舒适、宁静，保证被褥柔软、清洁。

③ 睡前不要饮用浓茶、咖啡等容易让人兴奋的饮料，同时避免做剧烈的运动，不要看一些容易让人激动的影视剧等，晚餐也不宜吃得过饱。

④ 放松心情，控制情绪，保持心态平和。

眩 晕

　　眩晕是机体中产生的一种位置性错觉，这种错觉是由机体的空间定位功能障碍产生的。根据临床症状的不同，眩晕可分为真性眩晕和假性眩晕。中医认为，眩晕是由髓海不足、肝火上扰、脾胃虚弱、气血亏虚等导致的，其症状为痰浊蒙蔽清阳，眩晕头重如蒙，苔白腻，脉濡滑。

民间验方一

组　成——仔鸡1只（约1300克），党参20克，白术、当归、姜块、花椒各10克，熟地、葱结各15克，精盐7克，五香粉1克，绍酒50克，菜油1000克（实耗100克）。

用　法——将党参、白术、当归、熟地去净灰渣，烘干研为粉末，仔鸡宰杀去毛，除内脏及足爪，清洗干净，然后将精盐、绍酒15克、中药末调匀，抹在鸡身内外，放入蒸碗内，加姜块、葱结、绍酒、五香粉，用湿棉纸封住碗口，入笼蒸熟透取出，拣去姜、葱、花椒不用。炒锅置旺火上，下菜油烧至七成熟，将鸡入油锅内炸成金黄色，至皮酥捞出，放于盘中即可食。佐餐食之。

功　效——补脾益气，补血活血。

主　治——适用于气血不足所致头晕。

内科验方

民间验方二

组　成——芹菜500克，食油、酱油各15克，盐2.5克，花椒、葱花各少许。

用　法——将芹菜切去根须，除掉菜叶，仅取菜梗，撕去梗上粗筋，冲洗干净，沥干后切成3厘米长段。在锅内放入食油，待食油烧热后放入花椒，炸至九成熟，将花椒取出不用。将葱花放入锅内稍炸，随即放入芹菜，翻炒均匀后加入酱油、盐，再炒拌均匀，略煮出锅。

功　效——祛脂降压，利水清热。

主　治——适用于高血压、高血脂所致的头晕目眩，失眠头痛等。

民间验方三

组　成——夏枯草6~10克，瘦猪肉30~60克。

—用 法—加水适量，煮至肉熟即可。喝汤吃肉，每日 2 次。

—功 效—清肝火，散郁结，降血压。

—主 治—适用于肝火上炎之眩晕。

民间验方四

—组 成—党参、当归各 12 克，黄芪 10 克，茯神 15 克，酸枣仁、龙眼肉、白术、炙甘草、远志各 9 克，木香 6 克，生姜 3 片，大枣 5 枚。

—用 法—水煎服，每日 1 剂，早晚服。

—功 效—补气养血。

—主 治—适用于气虚血亏所致头晕。

民间验方五

—组 成—熟地黄、枸杞各 15 克，山萸肉 12 克，山药、菟丝子、川牛膝各 10 克，鹿角胶、龟板胶各 9 克。

—用 法—水煎服，每日 1 剂，分 2 次服。

—功 效—滋补肾阴。

—主 治—适用于肾阴虚所致之眩晕。

菊

民间验方六

—组 成—荆芥 10 克，薄荷、菊花各 9 克，蝉衣 6 克，桑叶 5 克。

—用 法—水煎服，每日 1 剂，分 2 次服。

—功 效—解毒祛风。

—主 治—适用于外感风寒所致眩晕。

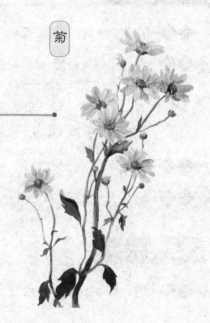

民间验方七

—组 成—熟地黄 15 克，山药、枸杞子各 12 克，山茱萸、杜仲、菟丝子、附子、当归各 9 克，肉桂 3 克，鹿角胶 10 克。

—用 法—水煎服，每日 1 剂，分 2 次服。

—功 效—温补肾阳。

—主 治—适用于肾阳虚所致眩晕。

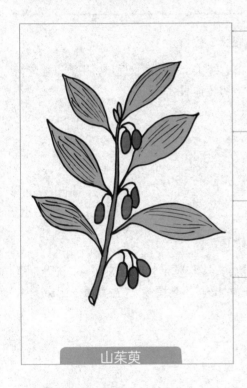

山茱萸

入药部位

植物的干燥成熟果肉。

性味归经

酸、涩、微温。归肝、肾经。

功效

补益肝肾。

主治

腰膝酸痛，阳痿遗精，眩晕耳鸣等。

民间验方八

—组 成—当归 10 克，生地黄、川芎各 12 克，桃仁、红花各 9 克，枳壳 8 克，赤芍、柴胡、甘草、桔梗各 6 克，牛膝 15 克。

—用 法—水煎服，每日 1 剂，分 2 次服。

—功 效—祛瘀生新，活血通经。

—主 治—适用于瘀血阻络所致头目眩晕。

民间验方九

组成 僵蚕、青皮各9克，荆芥穗、羌活、白芷、明天麻各6克，鸡蛋2枚。

用法 将上药加水适量，共煮之，待鸡蛋熟后去皮，再煮，取出鸡蛋即可。

功效 祛风止眩晕。

主治 适用于风邪所致头目眩晕。

民间验方十

组成 黑芝麻15克，蜂蜜10克，鹌鹑蛋5枚。

用法 将鹌鹑蛋打入碗中，加入黑芝麻、蜂蜜，再加清水适量，用筷子搅匀，隔水蒸熟即成。每日清晨1次顿服，连服数日。

功效 益精补血，滋补肝肾。

主治 适用于肝肾阴虚所致眩晕。

民间验方十一

组成 干菊花10克，陈粳米50克，冰糖少许。

用法 干菊花去蒂择净，磨成菊花末，先以陈粳米、冰糖加水500毫升，煮锅开米稠，调入菊花末，文火稍煮片刻，待粥稠停火，盖紧盖子焖5分钟，每日2次，稍温服食。

功效 疏风清热止痛。

主治 适用于外感风热所致头目眩晕。

民间验方十二

组成 天麻10克，猪脑1个，清水适量。

用法 放瓦盅内隔水炖熟服食，每日或隔日1次，3~4次显效。

功效 祛风，开窍，通血脉。

主治 适用于眩晕。

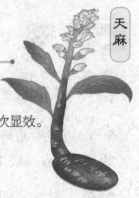

天麻

中医验方全书

—组成— 菊花、钩藤、制首乌、潼蒺藜、女贞子、旱莲草、丹参、白芍各15克，怀牛膝10克，炙甘草6克。

—用法— 水煎服，每日1剂，分2次服。

—功效— 养肝，育阴，息风。

—主治— 适用于头昏头胀，眩晕。

健康指南

1 日常饮食应营养丰富，如有恶心、呕吐时，饮食宜清淡、少食多餐。

2 要有整洁安静的环境，保证充足的睡眠。

3 避免用脑过度、精神紧张，保持心情愉快。

4 适当参加散步、太极拳等体育活动，增强体质。

5 病情发作严重时，要扶病人卧床，以防摔倒。

内科验方

肥胖症

肥胖症是一种慢性代谢性疾病，目前，该病已成为全球最大的慢性疾病。大多数肥胖症是由于患者体内能量摄入超过能量消耗，而导致体重超常。从中医角度来看，肥胖症是由气滞痰凝，脾失运化水湿功能，气机不畅，肝失疏泄所导致的。临床治法为化痰祛脂，健脾渗湿。

—组成— 黄芪、防己、白术、川芎、制首乌各15克，泽泻、生山楂、丹参、茵陈、水牛角各30克，淫羊藿10克，生大黄9克。

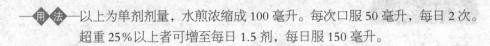

—用◆法—以上为单剂剂量，水煎浓缩成 100 毫升。每次口服 50 毫升，每日 2 次。超重 25% 以上者可增至每日 1.5 剂，每日服 150 毫升。

—功◆效—益气利水，化瘀降浊。

—主◆治—适用于单纯性肥胖症。

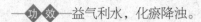

民间验方二

—组◆成—枸杞子 15 克。

—用◆法—每日 2 次，每次 15 克，代茶冲服。

—功◆效—滋肾润肺，补肝明目。

—主◆治—适用于肥胖症。

—注◆意◆事◆项—外邪实热，脾虚有湿及泄泻者忌服。

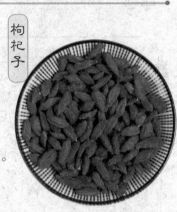

枸杞子

民间验方三

—组◆成—法半夏、陈皮、云茯苓、炒苍术、炒薏苡仁、大腹皮各等份。

—用◆法—上药制成浓缩小丸，每日 3 次，每次 10 克（约 45 粒），45 天为 1 疗程。

—功◆效—燥湿化痰，健脾理气。

—主◆治—适用于单纯性肥胖症。

民间验方四

—组◆成—槟榔 12 克，厚朴、草果各 9 克，知母、黄芩各 10 克，白芍 15 克，甘草 6 克。

—用◆法—水煎服，每日 1 剂，分 2 次服。待症状减轻后，按原药量比例制成散剂，每次服 6 克，每日 3 次。1 个月为 1 疗程，一般服 3 个疗程。

—功◆效—辟秽化浊。

—主◆治—适用于单纯性肥胖症。

中医验方全书

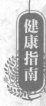

① 药物不可长期服用或完全依赖。

② 慎用禁食疗法和饥饿疗法。

③ 控制饮食，主食和脂肪的食用量应加限制。适当多吃些粗粮、蔬菜、水果。避免进食肥甘厚腻之品，忌喝酒、咖啡等，改变睡前及夜间进食习惯。

④ 坚持体育锻炼，应由小运动量逐步过渡到中等强度运动量。年老体弱或有心血管疾病者，以小运动量为宜。

⑤ 保持心情愉快。

腮腺炎

腮腺炎是由腮腺炎病毒所引起的一种呼吸道传染病，这种疾病主要发生在儿童和青少年之间，其临床症状为腮腺胀痛肿大。在中医上，腮腺炎又叫作"痄腮"，该病一旦发生应及时就医，若延误病情很可能会发生心肌炎、胰腺炎、脑膜炎等疾病，使病情加重。

民间验方一

—**组 成**—胡椒粉 10 克，白面 80 克。

—**用 法**—用温水共调成糊状，涂纱布上。敷患处，每天更换 1 次，连用几天便可痊愈。

—**功 效**—消肿，解毒。

—**主 治**—适用于流行性腮腺炎之红肿。

民间验方二

组 成——青鱼胆适量。

用 法——将鱼胆加热焙干，研碎过筛成为极细粉末。用笔管将粉吹入咽喉部。

功 效——消肿，散结。

主 治——适用于流行性腮腺炎。

民间验方三

组 成——鸡蛋1枚，木耳15克。

用 法——将鸡蛋打破，木耳晒干研末，共调拌匀，每日分3~4次喂服。

功 效——养血化瘀。

主 治——适用于小儿腮腺炎之红肿。

民间验方四

组 成——绿豆200克，黄豆100克，
红糖150克。

用 法——三味入水共煮，至烂熟。食
量不限。

功 效——清热解毒，消肿。

主 治——适用于小儿腮腺炎之红肿。

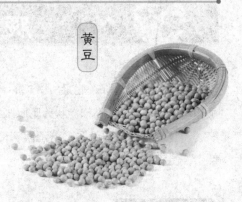

黄豆

民间验方五

组 成——赤小豆、大黄、芒硝各50克，白矾10克，凡士林150克。

用 法——前四味药共研末，过细筛，把凡士林溶化后，与药粉调为膏。外敷，
每天数次。

功 效——泻热解毒，活血化瘀。

主 治——适用于腮腺炎。

民间验方六

—组 成—白菜根疙瘩 2 个。

—用 法—1 个煎水内服，1 个捣烂外敷，每日更换 1 次。

—功 效—清热，化瘀。

—主 治—适用于小儿腮腺炎。

民间验方七

—组 成—板蓝根 25 克，赤小豆 100 克，冰糖适量。

—用 法—共熬成稀粥。

—功 效—解毒消肿。

—主 治—适用于流行性腮腺炎。

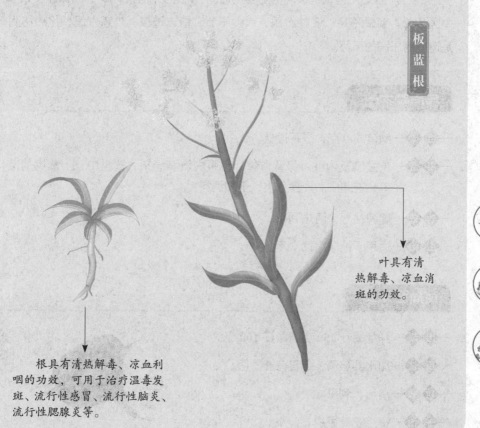

板蓝根

内科验方

叶具有清热解毒、凉血消斑的功效。

根具有清热解毒、凉血利咽的功效，可用于治疗温毒发斑、流行性感冒、流行性脑炎、流行性腮腺炎等。

健康指南

1 应将病人及时隔离，隔离期至腮肿消退5天左右为宜。

2 疑有接触史者，可服用板蓝根冲剂，每次1袋，每日3次。

3 饮食宜清淡。忌鱼、虾、蟹、牛羊肉等发物，忌酸、凉等饮食。

糖尿病

糖尿病是一种代谢性疾病，高血糖是该病的主要临床特征，除高血糖，多饮、多尿、多食、疲乏无力也是该病的主要特征。在中医上，糖尿病属于"消渴"的范畴。中医认为，禀赋不足、五脏虚弱、饮食不节、情志过极、外感六淫、化热伤阴等是造成糖尿病的原因。

民间验方一

—组 成—鲫鱼500克，绿茶适量。

—用 法—鱼去鳃及内脏，保留鱼鳞，鱼腹内填满绿茶，放盘中，上蒸锅清蒸，鱼熟透即成。淡食鱼肉，不加调料。

—功 效—健脾祛湿，清热利尿。

—主 治—适用于糖尿病饮水不止。

民间验方二

—组 成—鲜甘薯叶150克，冬瓜100克。

—用 法—加水共煎汤，每日分2次服。

—功 效—清热，利尿。

—主 治—适用于糖尿病。

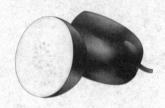

冬瓜

中医验方全书

—组 成—人参、天门冬各 36 克，生地 50 克，天花粉 144 克，枸杞子 54 克，覆盆子 96 克。

—用 法—上药粉碎压成 100 片，每日 3 次，每次 7~10 片，饭前 1 小时服，30 天为 1 个疗程。

—功 效—益气养阴，固肾涩精。

—主 治—适用于糖尿病气阴两虚型。

覆盆子

内科验方

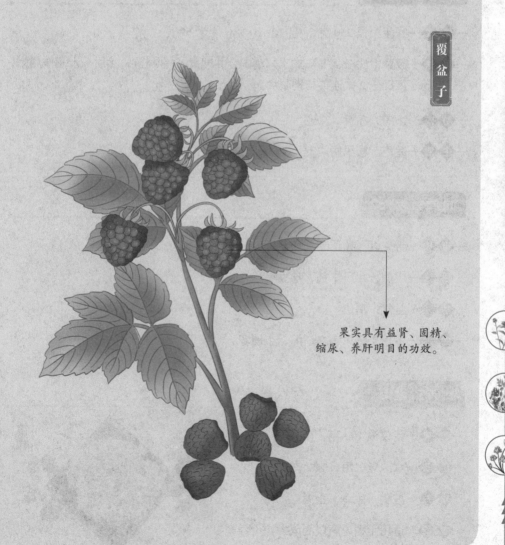

果实具有益肾、固精、缩尿、养肝明目的功效。

民间验方四

组 成——丹参、黄芪、山药各 30 克，赤芍、苍术、玄参各 10 克，三七粉 3~5 克。

用 法——水煎服，每日 1 剂，分 2~3 次服。三七粉分 2~3 次吞服。

功 效——益气健脾，活血化瘀。

主 治——适用于 2 型糖尿病瘀血型。

民间验方五

组 成——鲜菠菜根 250 克，鸡内金 10 克，大米 50 克。

用 法——菠菜根洗净，切碎，加水同鸡内金共煎煮 30~40 分钟，然后下米煮作烂粥，
每日分 2 次连菜与粥服食。

功 效——止渴，养胃。

主 治——适用于糖尿病。

民间验方六

组 成——带壳豇豆（干品）100 克。

用 法——水煎，每日 1 剂，吃豆喝汤。

功 效——益气，清热。

主 治——适用于糖尿病之口渴、小便多。

民间验方七

组 成——菠菜根 100 克，银耳 10 克。

用 法——水煎煮，每日服 2 次。

功 效——滋阴，生津，止渴。

主 治——适用于糖尿病口渴或大便干燥。

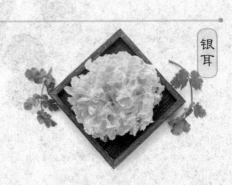

银耳

中医验方全书

民间验方八

—组成—人参、天花粉、山药各2份，黄连1份。

—用法—上药共为细末，装胶囊，每粒重0.59克，每日3次，每次6粒。3个月为1个疗程。

—功效—益气健脾，清热生津。

—主治—适用于2型糖尿病。

苍术

民间验方九

—组成—黄芪30克，山药、生地、丹参各20克，苍术18克，玄参25克，熟地、葛根各15克。

—用法—水煎服，每日1剂，分2~3次服。

—功效—益气养阴，活血化瘀。

—主治—适用于糖尿病。

民间验方十

—组成—鬼箭羽、葛根、桑葚子、生白术各30克，红花、川芎各10克，当归15克。

—用法—水煎服，每日1剂，分2~3次服。

—功效—养血活血，健脾生津。

—主治—适用于糖尿病瘀血型。

民间验方十一

—组成—蚕蛹10个。

—用法—水煎，每日服2次。

—功效—止渴，益肾。

—主治—适用于糖尿病。

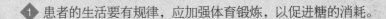

健康指南

① 患者的生活要有规律，应加强体育锻炼，以促进糖的消耗。

② 注意个人卫生，定期洗澡、更衣，积极预防各种感染。

③ 要控制饮食。糖分、淀粉、脂肪含量高的食品都要少吃，尽量选择无糖、高纤维的食物，如粗粮、含纤维高的蔬菜，大豆及其豆制品也是不错的选择。

④ 保持情绪稳定，避免情绪波动过大。

⑤ 糖尿病患者应按医生嘱咐用药，不要擅自换药、停药，以免引起不良反应。

⑥ 糖尿病患者，在治疗过程中，必须定期去医院请医生检查，以便观察病情变化及治疗效果。

⑦ 如果患者突然出现严重口渴、食欲减退、恶心、呕吐、疲乏无力、头晕、头痛、呼吸加深而且呼气时有烂苹果味，可能是酮酸中毒，家属应立刻将患者送去医院抢救。

高血脂症

高血脂症的主要特征为血脂水平过高，该病会加速机体冠心病、动脉粥样硬化、胰腺炎等疾病的发生。中医理论认为，患有高血脂症的人，大多属于痰瘀体质和湿热体质，应采用消痰化瘀、健脾胃的方法来促进血液的循环，缓解高血脂症的临床症状。

民间验方一

—组 成—米醋、花生仁各适量。

用 法——以好醋浸泡优质花生仁，醋的用量以能浸透花生仁为度。浸泡 1 周后即可食用，每日早晚各吃 1 次，每次 10~15 粒。

功 效——通脉，降脂。

主 治——适用于高血脂症，冠心病。

民间验方二

组 成——人参、麦冬各 10 克。

用 法——每日 1 剂，水煎，分 3 次服。

功 效——益气，养阴，行血。

主 治——适用于原发性高血脂症。

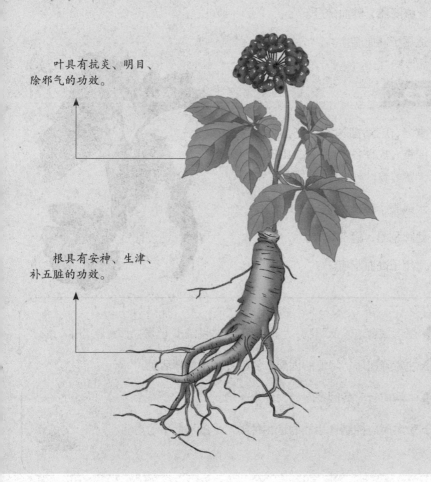

叶具有抗炎、明目、除邪气的功效。

根具有安神、生津、补五脏的功效。

人 参

内科验方

民间验方三

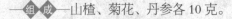

—组 成—山楂、菊花、丹参各 10 克。

—用 法—每日 1 剂，水煎代茶饮，1 个月为 1 个疗程，连服 3 个月。服药期间配合运动疗法（早晚自由运动半小时）。

—功 效—消食化瘀。

—主 治—适用于高血脂症。

民间验方四

—组 成—丹参 30 克，泽泻、枸杞子各 25 克，山楂、柴胡、甘草各 15 克，红花 10 克。

—用 法—水煎服，每日 1 剂，分 2 次服。

—功 效—化瘀降脂，养血疏肝。

—主 治—适用于高血脂症。

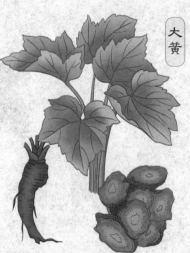

大黄

民间验方五

—组 成—党参、茯苓、茵陈各 12 克，白术、苍术、僵蚕、虎杖各 10 克，生山楂 24 克，大黄 6 克。

—用 法—水煎服，每日 1 剂，分 3 次服。

—功 效—健脾利湿，消食导滞。

—主 治—适用于高血脂症。

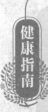

健康指南

① 患者饮食应以低脂肪，尤其以低动物性脂肪、低蛋白质食物为主。

② 注意降血压，降低胆固醇，健脾补肾，补肝活血。

③ 本病应针对病因及附症，标本兼治。

④ 做菜时应控制食用油的量和种类，尽量不食用动物油。

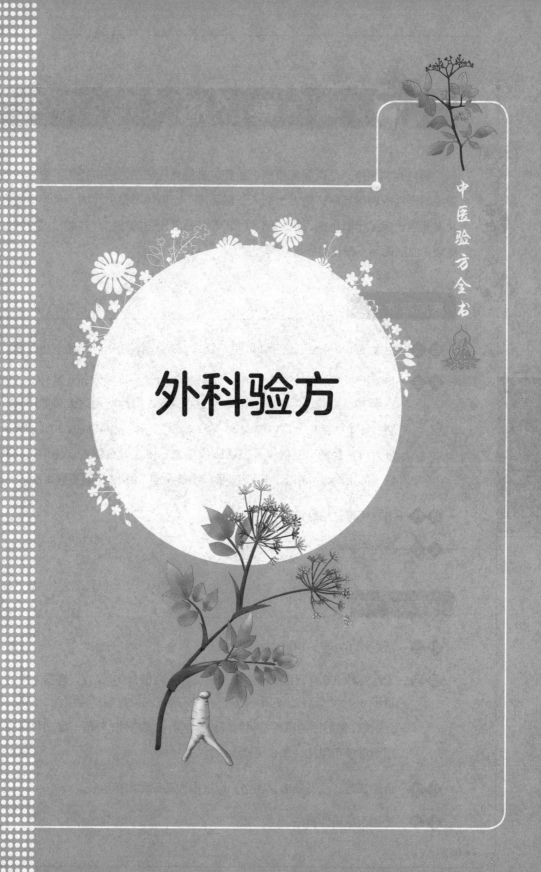

外科验方

褥疮

褥疮也叫席疮，是以局部组织、血管、神经受压破损，疮口经久不愈为主要表现的慢性疮疡类疾病，是由于病人长期卧床不起躯体摩擦引起的。年老体弱者易发此病，多见于骶尾部、肩胛部、肘部等容易受压迫的部位。气血亏虚、气血瘀滞、血液循环不畅也可能导致褥疮。

民间验方一

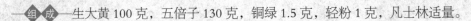

组　成——生大黄 100 克，五倍子 130 克，铜绿 1.5 克，轻粉 1 克，凡士林适量。

用　法——将生大黄加水 300 毫升，煎沸 20 分钟，过滤。再加水 300 毫升，煎沸 15 分钟，过滤。两次滤液浓缩至 100 毫升，即为所用之大黄煎出液。然后每 100 克凡士林中加入 30 毫升大黄浓缩液，使其成为 30% 的大黄膏，再将轻粉、五倍子、铜绿研成细末，掺入大黄膏内。使用时将药膏平摊于消毒纱布上，贴于创面，胶布固定，每 12 小时更换 1 次。

功　效——清热解毒，祛腐排脓，敛疮生肌。

主　治——适用于褥疮。

民间验方二

组　成——活蚯蚓 100 克，白糖 300 克。

用　法——取活蚯蚓 100 克，用清水洗净，捣烂，加入白糖 300 克，放入容器内拌匀。置于 8~10℃ 低温处备用。治疗时先将褥疮部位常规消毒清洗，清除坏死组织，然后用消毒棉签将制好的合剂敷在褥疮处，外覆一层塑料薄膜，用消毒纱布包扎，每日更换 1 次。

功　效——清热解毒，抗炎镇痛，通络，促进血液循环和肉芽生长。

主　治——适用于感染性褥疮。

——组 成——党参 100 克，茯苓 15 克，熟地、白芍、川芎、当归、白术、生姜各 10
克，炙甘草 6 克，大枣 3 枚。

——用 法——每日 1 剂，水煎 2 次，分 3 次服，同时配合局部常规换药。

——功 效——气血双补，排毒生肌。

——主 治——适用于褥疮气血两虚症。

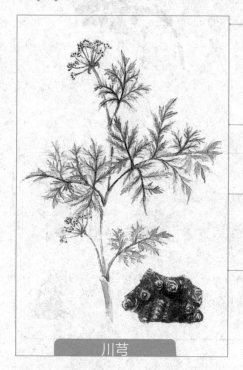

川芎

入药部位

植物的根茎。

性味归经

辛，温。归肝、胆、心包经。

功效

活血行气，祛风止痛。

主治

月经不调，胁痛，跌打损伤，风
湿痹痛等。

外科验方

民间验方四

——组 成——马勃粉适量。

——用 法——马勃粉撒于伤处，并用大块马勃直接填塞于脓腔内，用纱布盖住，包
扎好。每天换 1 次。

——功 效——止血解毒。

——主 治——适用于褥疮。

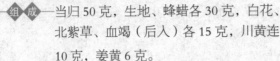

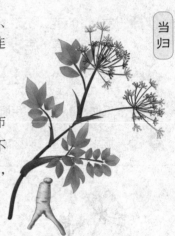

当归

━**组 成**━当归 50 克，生地、蜂蜡各 30 克，白花、北紫草、血竭（后入）各 15 克，川黄连 10 克，姜黄 6 克。

━**用 法**━上药加水 500 克，文火煎至焦枯为度，去渣，加血竭，沸腾片刻，用 8 层纱布过滤于容器中，加蜂蜡，微火熔解，不断搅拌至完全混合，冷却备用。先清创，再敷以药膏，每日 1 次。

━**功 效**━滋阴养血，燥湿止痒。

━**主 治**━适用于褥疮。

健康指南

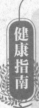

❶ 为防止褥疮发生要经常翻身，减少局部组织受压。

❷ 多吃些含有丰富的维生素、蛋白质，以及高纤维素的食物，以提高身体抵抗力。

❸ 褥疮患者一定要保持清洁，随时随地注意卫生情况。

疔疮

疔疮是好发于颜面和手足部、颈背及腹部、臀部等多汗、易摩擦部位的外科疾患，不同季节皆可发生，尤以夏季为多，以局部高出皮肤、红肿热痛为特征。本病开始有粟米样小脓头，发病迅速，根深坚硬如钉。因发病部位和形状不同，而有"人中疔""虎口疔""红丝疔"等名称。现代医学的"疔"属本病范畴。

中医验方全书

民间验方一

—组 成—黄芩 15 克，黄连、生地黄、苏木、羌活、独活、汉防己、桔梗、防风各 10 克，黄柏、连翘、当归、知母各 12 克，甘草 3 克。

—用 法—水煎每日 1 剂，分 3 次服。

—功 效—清火解毒，和营散结。

—主 治—适用于疔疮初起，红肿明显，寒热麻痒等症。

民间验方二

—组 成—金银花、板蓝根各 30 克，菊花、连翘各 12 克，黄芩、赤芍、紫花地丁、丹皮各 9 克，甘草、槐花各 6 克。

—用 法—每日 1 剂，水煎服。

—功 效—清热，凉血，解毒。

—主 治—适用于疔疮（局部化脓性感染）。

金银花

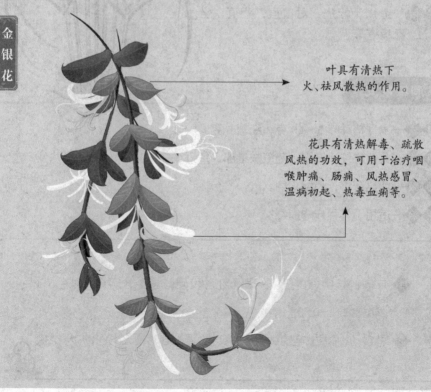

叶具有清热下火、祛风散热的作用。

花具有清热解毒、疏散风热的功效，可用于治疗咽喉肿痛、肠痈、风热感冒、温病初起、热毒血痢等。

外科验方

民间验方三

—组 成—干蒲公英适量，甘油、75％酒精（比例 1∶3）适量。

—用 法—干蒲公英研为细末与甘油、75％酒精调成糊状，装瓶密封备用。使用时将药糊摊于纱布上，敷于患处固定。每日换药 1 次。

—功 效—清热解毒，消肿散结。

—主 治—适用于蛇头疔。4 日后创面干燥而愈。

—注 意 事 项—对已溃破的创面，将糊剂敷于四周，留下中间，以利脓液引流。

民间验方四

—组 成—紫甘蔗皮、香油各适量。

—用 法—甘蔗皮烧存性，研细末，以香油调匀。涂于患处，每日更换 1 次。

—功 效—清热，消肿，生肌。

—主 治—适用于疔疮，对口疽，背疽，坐板疮等。

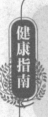

甘蔗

民间验方五

—组 成—木飞榕鲜叶 30~60 克，红糖 6 克。

—用 法—共捣烂绞汁顿服，药渣敷患部，每日 2~3 次。

—功 效—清热解毒，消肿止痛。

—主 治—适用于各种疔疮痈毒。

健康指南

❶ 疔疮初起切忌挤压、挑刺，红肿发硬时忌手术切开，以免引起感染扩散。

❷ 忌食动物脂肪、辛辣刺激性的食物，否则容易助火生疮，扩大 炎症。

痔 疮

　　痔疮又称痔，主要是肛门直肠下端和肛管皮下的血管、黏膜及支持结构发生改变或移位所形成的一个或多个柔软的静脉团的一种慢性疾病。这种静脉团俗称痔核，按其生成部位不同分为内痔、外痔、混合痔三种，中医一般通称为痔疮。多因湿热内积、久坐久立、饮食辛辣，或临产用力、大便秘结等导致浊气瘀血流注肛门而患病。

民间验方一

　—组 成—博落回 150~300 克（鲜者 600 克）。

　—用 法—加水 2000~4000 毫升，煮沸后过滤去滓，将药液倒入普通搪瓷盆内，趁热先熏后洗，每次 15~30 分钟，每日 2~3 次。

　—功 效—止痛消肿。

　—主 治—适用于炎性外痔。

民间验方二

　—组 成—黑木耳 30 克。

　—用 法—将黑木耳摘去污物，洗净。加水少许，文火煮成羹，服食。

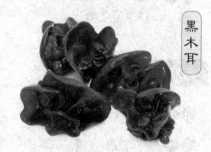

黑木耳

　—功 效—益气，凉血，止血。

　—主 治—适用于内外痔疮患者。

民间验方三

　—组 成—芒硝、大黄各 60 克，红花、黄芩、金银花各 30 克。

—用法—将上药浸泡 15 分钟，煮沸 25 分钟后全部倒入盆中熏洗肛门，稍冷却后坐浴，每日 1 剂，熏洗 2 次。

—功效—解毒消肿，软坚散结。

—主治—适用于外痔肿痛，内痔外脱及肛门水肿。

民间验方四

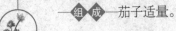

—组成—茄子适量。

—用法—将其切片，烧成炭，研成细末，每日服 3 次，每次 10 克，连服 10 天。

—功效—清热止血。

—主治—适用于内痔。

民间验方五

—组成—红糖、金针菜各 120 克。

—用法—将金针菜用水 2 碗煎至 1 碗，和入红糖。温服，每日 1 次。

—功效—活血消肿。

—主治—适用于初起之痔，对重症有减轻痛苦之功。

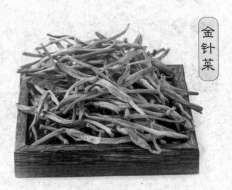

金针菜

民间验方六

—组成—野鸡 1 只，白面、花椒、盐、葱白、醋各适量。

—用法—将鸡收拾干净，取其肉剁碎。加入调料搅拌成鸡茸馅，用白面做成馅饼。蘸醋食之。

—功效—补虚温中，收敛止血。

—主治—适用于痔疮下血不止，神疲无力。

中医验方全书

民间验方七

—组 成—草决明 20 克，朱砂莲、煅牡蛎、马勃、黄柏各 15 克，甘草 6 克。

—用 法—布包马勃与其他药同煎 30 分钟，去渣留汁内服，每日 3 次，每次约 160 毫升。

—功 效—清热解毒，活血止血，软坚收敛，消肿止痛。

—主 治—适用于痔疮。

民间验方八

—组 成—赤小豆 500 克，醋、酒各适量。

—用 法—将赤小豆洗净，用醋煮熟晒干，再用白酒浸至酒尽为止，晾干，研为末。以白酒送服，每次 5 克，日服 3 次。

—功 效—排脓止血。

—主 治—适用于内痔出血。

赤小豆

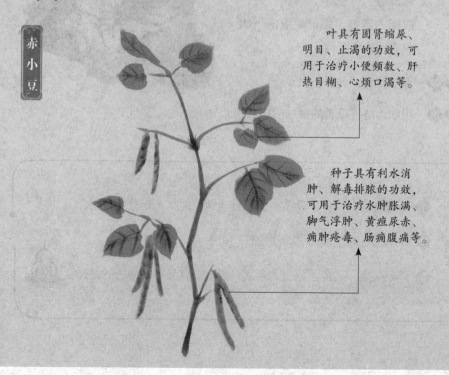

叶具有固肾缩尿、明目、止渴的功效，可用于治疗小便频数、肝热目糊、心烦口渴等。

种子具有利水消肿、解毒排脓的功效，可用于治疗水肿胀满、脚气浮肿、黄疸尿赤、痈肿疮毒、肠痈腹痛等。

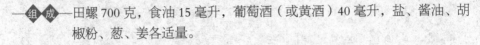

民间验方九

组成——田螺 700 克，食油 15 毫升，葡萄酒（或黄酒）40 毫升，盐、酱油、胡椒粉、葱、姜各适量。

用法——用剪刀把洗净的田螺尖部剪去一点。炒锅上火，倒油烧热，下田螺翻炒，炒至田螺口上的盖子脱落时，加入酒、葱、姜同炒几下，加盐、酱油，再加适量水焖 10 分钟，加胡椒粉翻匀出锅即成。

功效——除湿解毒，清热利水。

主治——适用于痔疮，脱肛，子宫脱垂，胃酸过多等。

民间验方十

组成——马齿苋 100 克，猪大肠 1 截（15 厘米长）。

用法——先将两物洗净，然后将马齿苋切碎装入大肠内，两头扎好，放锅内蒸熟，每日晚饭前一次吃完，连续服用。

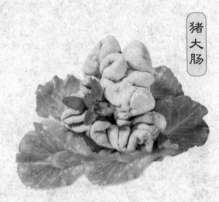

猪大肠

功效——清热解毒，润肠止血。

主治——可作为痔疮患者的辅助治疗药物。

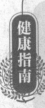

健康指南

❶ 合理饮食，饮食尽量清淡，忌食辛辣、油腻、刺激性食物。

❷ 养成良好的排便习惯，注意肛门卫生。

❸ 避免久坐、久蹲、熬夜、劳累，否则很容易导致痔疮的发作。

脱　肛

　　脱肛是指肛管和直肠的黏膜层以及整个直肠壁脱落坠出，脱出肛外的一种疾病。中医称其为脱肛或直肠脱垂。脱肛的发病可能与人体气血虚弱，机体的新陈代谢功能减弱，自身免疫力降低，疲劳，酒色过度等因素有关。本病多见于老人、小孩、久病体虚者和多产妇女。

民间验方一

- 组 成——活河蚌 1 只，黄连粉 0.5 克，冰片少许。
- 用 法——将河蚌撬开，掺入黄连粉及冰片，放入碗内待其流出蚌水，用鸡毛扫涂患处，每日数次。
- 功 效——清热，消肿，防腐。
- 主 治——适用于痔疮、脱肛之肿痛。

冰片

外科验方

民间验方二

- 组 成——黄芪、党参、赤石脂各 6 克，黄芩、黄连、升麻各 4.5 克，当归、柴胡、枳壳、白芷、陈皮、甘草各 3 克。
- 用 法——每日 1 剂，水煎服。
- 功 效——益气升提，清热燥湿，收敛固脱。
- 主 治——适用于小儿脱肛。

民间验方三

- 组 成——石榴皮 60 克，明矾 15 克。
- 用 法——加水将上述两味煎汤。趁热熏洗患处，早晚各 1 次。
- 功 效——清热，收敛。

主 治 适用于脱肛。

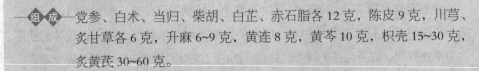

民间验方四

组 成 党参、白术、当归、柴胡、白芷、赤石脂各 12 克，陈皮 9 克，川芎、炙甘草各 6 克，升麻 6~9 克，黄连 8 克，黄芩 10 克，枳壳 15~30 克，炙黄芪 30~60 克。

用 法 每日 1 剂，水煎，分 2 次服。

功 效 补中益气，升举阳气。

主 治 适用于脱肛。

橘

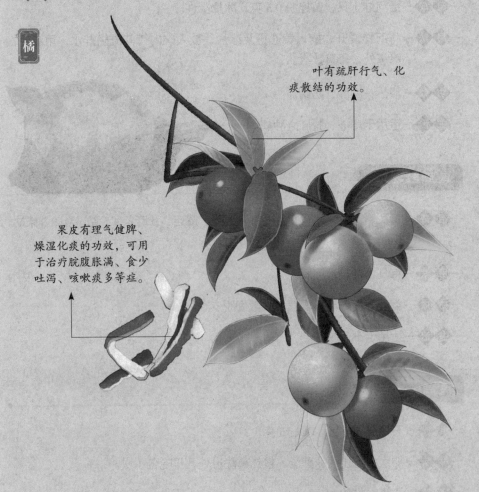

叶有疏肝行气、化痰散结的功效。

果皮有理气健脾、燥湿化痰的功效，可用于治疗脘腹胀满、食少吐泻、咳嗽痰多等症。

民间验方五

组 成——人参（另炖）、升麻各10克，炙黄芪80克，乌梅3个。

用 法——后3味加水600毫升，煎至250毫升；取汁，再加水300毫升，煎至100毫升，2次药液混匀，早晚2次分服。并结合外洗方：乌梅、五倍子各20克，金银花、黄柏各30克。加水3000毫升，煎至2500毫升，置于盆内，待温，坐浴洗肛部，早晚各1次。

功 效——补气生阳，涩肠举阳。

主 治——适用于脱肛。

民间验方六

组 成——五倍子30~60克。

用 法——将五倍子打碎，加水适量，煎沸30分钟，于脱肛时先熏后洗患部。

功 效——升提中气。

主 治——适用于脱肛。

民间验方七

组 成——香菜、香菜籽、米醋各适量。

用 法——用香菜煮汤熏洗患部，同时用醋煮香菜籽，用布包好后趁热敷患部。

功 效——消肿化瘀。

主 治——适用于痔疮肿痛，肛门脱垂。

民间验方八

组 成——乌梅30克，米醋20毫升。

用 法——将乌梅加水煎煮，取汁放入米醋，趁热熏洗患处，用毛巾将直肠托回肛门内。

功效 敛肺涩肠，解毒散瘀。

主治 适用于脱肛。

健康指南

① 患者忌食刺激性食物。大量喝酒会引起静脉淤血，最好禁绝。

② 多饮水，多吃生果蔬菜，使大便畅通，内热不积。

③ 工作之余，应躺卧休息或做轻松的运动，以减少肛门部位血液淤积的可能性，使血液循环流畅。

④ 每天要保持肛门的清洁。

肛 裂

肛裂是指肛管皮肤全层裂开，并形成慢性溃疡的一种疾病。此病多发于肛管后方正中线上，此处皮肤在排便时因肛管扩张极易受到创伤而造成全层撕裂。若齿线邻近发生慢性炎症，因纤维化而失去弹性更易受损。患者因惧怕疼痛不敢排便，使粪便在肠腔积存过久，变干变硬，下次排便时疼痛更加剧烈，如此形成恶性循环，极为痛苦，严重影响工作和学习。

民间验方一

组成 乳香、没药、红花、桃仁、丝瓜络、艾叶、椿根皮各 15 克。

用法 将上药稍加粉碎后，用纱布包住，放脸盆内，加水半脸盆，浸泡后，煎煮半小时，趁热熏洗，不烫手时将臀部浸泡于药水内坐浴，每次半小时（冬天在坐浴过程中加沸水保温），每日早晚各 1 次（包括排大便后的 1 次）。每剂药可用 1~5 天。

功效 活血化瘀，通络止痛。

主治 适用于肛裂。

中医验方全书

—**组 成**—玄参、麦冬各 20 克，生地、火麻仁各 15 克，冬瓜仁、枇杷叶各 12 克，杏仁 6 克。

—**用 法**—水煎服，每日 1 剂，饭前服。

—**功 效**—增液滋阴，通便泄热。

—**主 治**—适用于粪便干结，肛门裂痛。

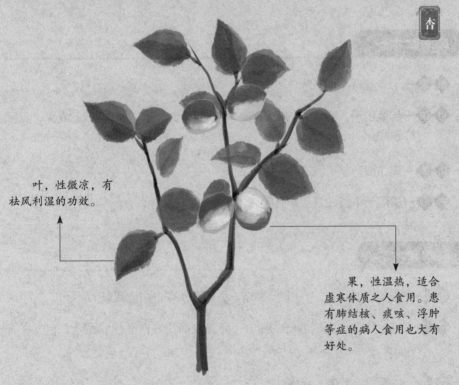

杏

叶，性微凉，有祛风利湿的功效。

果，性温热，适合虚寒体质之人食用。患有肺结核、痰咳、浮肿等症的病人食用也大有好处。

健康指南

❶ 注意肛门卫生，预防肛门感染。

❷ 多吃水果蔬菜，防止大便干燥，避免大便粗硬，擦破肛门。

❸ 如果脓肿已形成，应去医院切开排脓，否则会形成肛瘘。

外科验方

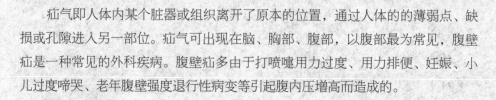

疝 气

疝气即人体内某个脏器或组织离开了原本的位置，通过人体的的薄弱点、缺损或孔隙进入另一部位。疝气可出现在脑、胸部、腹部，以腹部最为常见，腹壁疝是一种常见的外科疾病。腹壁疝多由于打喷嚏用力过度、用力排便、妊娠、小儿过度啼哭、老年腹壁强度退行性病变等引起腹内压增高而造成的。

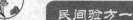

民间验方一

—组 成—干老丝瓜 3 个，陈皮 10 克。

—用 法—丝瓜焙干，研细。陈皮研细。两味混合，开水送服，每服 10 克，日服 2 次。

—功 效—理疝消肿。

—主 治—适用于小肠疝气致睾丸肿痛。

民间验方二

—组 成—荞麦面 100 克，生川乌 15 克，白胡椒 9 克，白酒适量。

—用 法—将生川乌、白胡椒研成细末，同荞麦面用好白酒拌成泥状，包扎在脚心处。连用 1 周，每日换药 1 次。

—功 效—祛风湿，散寒，止痛。

—主 治—适用于疝气。

—注 意 事 项—体虚者禁用。

民间验方三

—组 成—荔枝核、大茴香各等份，黄酒适量。

—用 法—将荔枝核炒黑，大茴香炒焦，捣碎，研末。每服 5 克，以温酒送下。

—功　效—解郁止痛。

—主　治—适用于小肠疝气致阴囊肿胀、偏坠、疼痛。

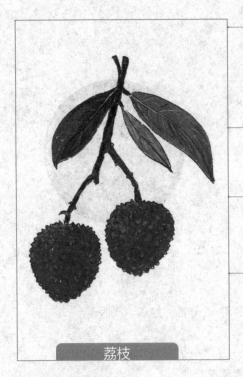

荔枝

入药部位

植物的果实。

性味归经

甘、涩，温。归肝经、胃经。

功效

行气止痛，祛寒散滞。

主治

寒疝腹痛，睾丸肿痛，胃脘疼痛，经前腹痛等。

民间验方四

—组　成—山楂 30 克，红糖适量。

—用　法—将山楂洗净，加水煮烂后放糖，每日分 2 次服完。

—功　效—活血化瘀，温中散寒。

—主　治—适用于小肠疝气，肠炎下痢。

民间验方五

—组　成—马蔺花 50 克，蜂蜜 200 克。

—用　法—将马蔺花研末，和蜂蜜调匀，每次服 50 克，每天 2 次，温开水调服。

—功　效—润燥消肿，清热解毒。

◆主治◆—适用于疝气。

民间验方六

—◆组成◆—小茴香、橘子核、山楂肉各20克，黄酒适量。

—◆用法◆—文火炒过，研末，混匀，每次服6克，每天2~3次，以温黄酒送下。

—◆功效◆—理气止痛，温中散寒。

—◆主治◆—适用于寒疝小腹痛。

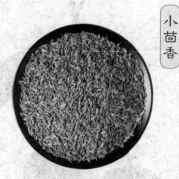

小茴香

民间验方七

—◆组成◆—丁香5粒，黄酒50毫升。

—◆用法◆—将丁香、黄酒共置碗内，上笼蒸沸10分钟。趁热1次服下。

—◆功效◆—暖肾，温中，降逆。

—◆主治◆—适用于疝气，感寒性腹痛，吐泻反胃。

民间验方八

—◆组成◆—向日葵秆（陈年者更佳）1棵，红糖适量。

—◆用法◆—将向日葵秆去皮，取内白心，切碎，加水煎熬。每次饮1碗，红糖冲服。

—◆功效◆—利尿通淋。

—◆主治◆—适用于小肠疝气。

民间验方九

—◆组成◆—红皮蒜2头，柑核、白糖各50克，金橘2个。

—◆用法◆—蒜去皮，同其他3味用水两碗，煮成一碗，一次服完。

—功 效—消肿，止痛。

—主 治—适用于疝气疼痛异常。

民间验方十

—组 成—小茴香 25 克，鸡蛋 2 枚，食盐、黄酒各适量。

—用 法—小茴香加食盐炒至焦黄色，研末，然后以鸡蛋拌和煎炒。每晚睡前与温黄酒同食，每日 1 剂，连吃 4 剂为 1 个疗程，数日后再服用。

—功 效—顺气，消肿。

—主 治—适用于小肠疝气。

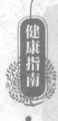

健康指南

① 放弃或尽量少抽烟。

② 避免举、推挤，或拉扯重物，不做蹦、跳等剧烈活动。

③ 多吃高纤维的谷物和水果，预防便秘。

烫伤、烧伤

外科验方

烫伤、烧伤又叫灼伤，是指高温、强酸碱、电流等作用于人体，导致皮肤损伤，严重者可伤及皮下或黏膜下组织，如肌肉、骨、关节甚至内脏。按损伤深浅分为三度。Ⅰ度烧伤主要表现为皮肤红肿、疼痛。Ⅱ、Ⅲ度烧伤主要表现为皮肤焦黑、干痂似皮革，无疼痛感和水疱。Ⅱ、Ⅲ度烧伤常常出现感染、脱水、休克、血压下降的症状。

民间验方一

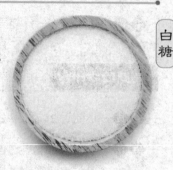

白糖

组成——蒲公英适量，白糖、冰片各5克。

用法——蒲公英绞汁，调入白糖及冰片。敷或涂于患处。

功效——清热，凉血，解毒。

主治——适用于烫伤，烧伤。

民间验方二

组成——鲜蒲公英根适量。

用法——将蒲公英根洗净，捣烂取其汁液，置于瓷器皿内，2小时后药汁自然凝结成浆糊状备用。用时将药汁涂在患处（涂厚些，用量根据烫伤面积决定）。伤面涂药汁后立即有凉感，疼痛逐渐消失，每日换药2次，每次换药时先用冷水洗去旧药。一般治疗2天即可好转。

功效——清热解毒，消炎止痛，生肌敛疮。收效快，无毒副作用。

主治——适用于烫伤，尤其对开水烫伤造成的红肿最为有效。

民间验方三

组成——猪毛、石蜡各120克，香油500毫升。

用法——将香油熬开后，加入猪毛，不断搅拌，待猪毛全溶后，加石蜡搅匀，继续加热，至一定程度时，取1滴，滴于水面上，如油滴在水面上立刻形成一薄层油蜡膜且边缘整齐，即可取下，用纱布过滤，贮存于容器中，冷却成膏状。用时先将创面消毒，而后涂药膏，每日或隔日换药1次。

功效——清热，解毒，生肌。

主治——适用于水火烧烫伤。

民间验方四

组成——枯矾适量，菜油少许。

用法——将枯矾放入锅内熬至溶化不再冒气泡即成，待凝固再研为细末，装瓶

中医验方全书

盖封备用。用时根据伤面大小取适量枯矾末，加菜油少许，充分混匀调成糊状，涂敷患处，然后用消毒纱布覆盖包扎。2~3 天换药 1 次。

—功 效—清热解毒，燥湿收敛。

—主 治—适用于水火烧烫伤，皮肤感染性糜烂、溃疡。

民间验方五

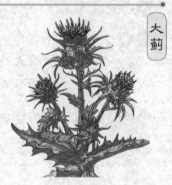

大蓟

—组 成—鲜大蓟 4 棵，食油适量。

—用 法—大蓟洗净，切碎，捣烂取汁，加食油调成糊状，涂敷伤处。每天 3 次。

—功 效—祛瘀消肿，凉血止痛。

—主 治—适用于烧烫伤。

民间验方六

—组 成—梧桐花、香油各适量。

—用 法—梧桐花研末，用香油调敷患处。每天 2 次。

—功 效—清热解毒，润燥生肌。

—主 治—适用于烧烫伤。

民间验方七

—组 成—鲜山茶花、香油各适量。

—用 法—山茶花阴干，研末，用香油调匀，敷于伤处。每天 1 次。

—功 效—消肿生肌，凉血散瘀。

—主 治—适用于烧烫伤。

民间验方八

—组 成—杨梅树皮、香油各适量。

─用　法─杨梅树皮烧存性，研末，用香油调涂伤处。每天 3 次。

─功　效─润燥生肌，止痛消肿。

─主　治─适用于烧烫伤。

民间验方九

─组　成─虎杖、黄柏各 15 克，地榆、榆树皮内层各 20 克，95％酒精适量。

─用　法─粉碎混匀，按每克药粉加入 95％酒精 2 毫升的比例浸泡 1 周，加压过滤后再加入等量 95％酒精，1 周后同样过滤，混匀后装入灭菌瓶中备用。清创后以医用喷雾器将药液喷洒于创面，每日喷 3~9 次。

─功　效─凉血止血，解毒敛疮。

─主　治─适用于烧烫伤。

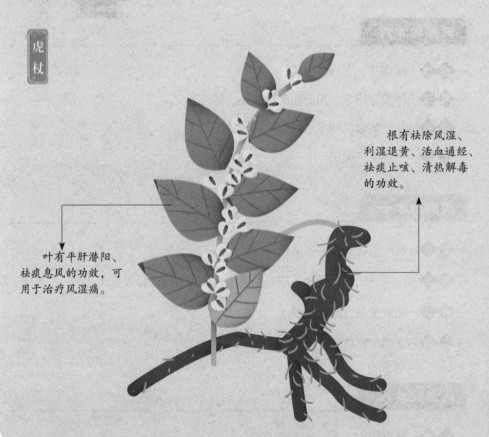

虎杖

根有祛除风湿、利湿退黄、活血通经、祛痰止咳、清热解毒的功效。

叶有平肝潜阳、祛痰息风的功效，可用于治疗风湿痛。

—组 成—大黄 50 克，燕子窝泥 20 克，冰片 4.5 克，米醋适量。

—用 法—将前 3 味研为细末，用米醋调匀，涂敷患处，每日 2 次。

—功 效—清热解毒，散瘀止痛。

—主 治—适用于 Ⅰ 度烧烫伤。

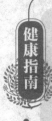

健康指南

❶ 烫伤后立即使用凉水冲洗，以减轻细胞的水肿，但不要用冰块覆盖。

❷ 烫伤之后要及时、小心地脱去衣物，保护好烫伤部位的表皮。

❸ 如果有水疱，不要挑破，防止伤口感染。

破伤风

破伤风又名伤痉、金疮痉，是指先有破伤，风毒之邪侵入创口而引起惊风的一种疾病。症见恶寒，全身不适或轻度发热，头痛，两腮酸痛，颈部转动不灵，面肌痉挛，流涎甚至全身肌肉持久性强直痉挛，角弓反张，可频频发作，最后语言、吞咽、呼吸均困难，严重时可窒息而死。

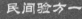
民间验方一

—组 成—蝉衣 20 克，蜈蚣、全虫、僵蚕各 12 克，辰砂、胆星、竹黄各 6 克，苯巴比妥片 10 克。

外科验方

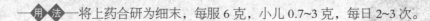

—用　法—将上药合研为细末，每服 6 克，小儿 0.7~3 克，每日 2~3 次。

—功　效—宣通经络，祛风，镇痉，解毒。

—主　治—适用于破伤风。

民间验方二

—组　成—青龙草、白虎草各 2 棵，生姜 3 片，葱根 3 个，大枣 3 枚，蝉蜕 7 个，黄酒 6.5 毫升。

—用　法—每日 1 剂，水煎服。

—功　效—温阳通络，透疹止痉。

—主　治—适用于破伤风。

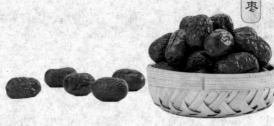

大枣

民间验方三

—组　成—果实饱满的棉籽、高粱原酒各 150 克，马料豆（黑豆）75 克，老葱白（连须弃叶不去皮）500 克。

—用　法—将棉籽炒焦至酱紫色，研碎成细面。葱加水四五碗，熬成三碗。将酒温热。把马料豆放入铁锅用火炒，先冒白烟，后冒青烟，至大冒青烟时（黑豆约 90% 已炒糊）离火。然后把温酒倒入铁锅内，待豆子不发出响声时过滤，留酱紫色液体。把棉籽粉和马料豆液放在一起，加入适量葱汤，使其如同稀粥一样。服下，连服 1~2 天。夏天服后盖一个被单，冬天服后盖上棉被，使汗出透。

—功　效—清热解毒，活血消肿，通阳利尿。

—主　治—适用于破伤风。

—加　减—量可根据病人酒量而定，若病人酒量大，可多增加些高粱原酒，不会饮酒者准备 125 克。

—注　意　事　项—治疗期间应忌生冷食物，病人需静卧休息。

中医验方全书

民间验方四

—组 成—大河蟹 1 只，黄酒适量。

—用 法—大河蟹去壳，捣烂。用黄酒冲服，出微汗。

—功 效—清热，散风。

—主 治—适用于破伤风。

—注 意 事 项—服药期间忌吃柿子。

民间验方五

—组 成—蝉蜕 15 克，全蝎、防风、胆南星、僵蚕各 10 克，蜈蚣 6 条。

—用 法—将上药水煎至 400 毫升，每日 2 次，每次 200 毫升，连用 5~7 天。配合西医综合疗法。

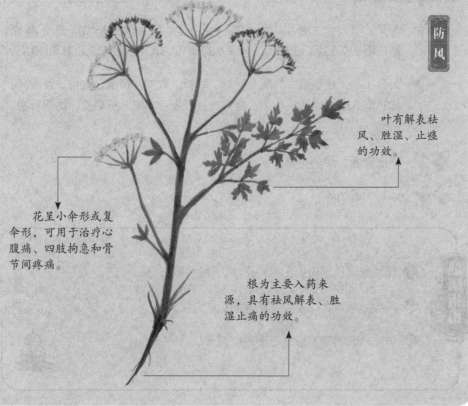

防风

叶有解表祛风、胜湿、止痉的功效。

花呈小伞形或复伞形，可用于治疗心腹痛、四肢拘急和骨节间疼痛。

根为主要入药来源，具有祛风解表、胜湿止痛的功效。

——功 效——祛风通络，镇痉定惊。

——主 治——适用于破伤风。

——加 减——热盛者，加黄连、黄芩；风盛者，加羚羊角粉、钩藤；痰盛者，加竹茹、竹沥；便秘者，加大黄、枳实。

民间验方六

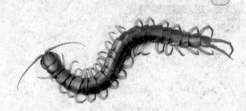

蜈蚣

——组 成——玉竹草 30 克，五爪风、车前各 20 克，蜈蚣 10 克。

——用 法——每日 1 剂，煎水频频饮用。

——功 效——解毒，祛风，镇痉。

——主 治——适用于破伤风。

民间验方七

——组 成——黄芪、当归、生地、僵蚕、钩藤（后下）、大贝母各 15 克，白芍 25 克，制白附子 7.5 克，全蝎粉（分 2 次吞服）、制南星各 5 克，甘草 10 克。

——用 法——每日 1 剂，水煎服，并配合针刺、耳针。取穴：颈椎、胸椎、腰椎区，体针取人中、地仓、颊车、合谷、足三里、丰隆、三阴交，均用补法，留针 20 分钟。

——功 效——活血通脉，清热化痰。

——主 治——适用于破伤风。

健康指南

❶ 要注意可能感染破伤风的伤口，及时清理，防止感染。

❷ 需要注意饮食，不要吃辛辣刺激的食物。

❸ 多休息，不要熬夜，不要过度劳累。

中医验方全书

蛇虫咬伤

　　蛇虫咬伤即被毒蛇、毒虫类叮咬而引起的中毒性疾病。病因为毒汁由创口侵入体内，内犯脏腑，是以伤处红肿麻木，伴有轻重不等的疼痛，全身出现寒热、呕恶、头痛、眩晕、甚至出血、神昏抽搐等为主要表现的中毒类疾病。本病若及时治疗，一般可痊愈。若拖延治疗或病情严重，则往往伴有肢体瘫痪、休克、昏迷、惊厥、呼吸麻痹和心力衰竭。

民间验方一

— 组 成 —生烂山药（烂而有水者佳）适量。

— 用 法 —将生烂山药捣烂，挤汁。擦涂于患处。

— 功 效 —解毒，消肿，止痛。

— 主 治 —适用于蝎蜇。

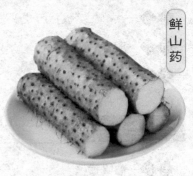

鲜山药

民间验方二

— 组 成 —鲜蕹菜（又名蓊菜，空心菜）150克，黄酒30毫升。

— 用 法 —将鲜蕹菜洗净，捣烂取汁，同黄酒调和。一次服下，日用2次。

— 功 效 —清热，凉血，解毒。

— 主 治 —适用于毒蛇咬伤。

民间验方三

— 组 成 —鲜蕹菜适量，盐少许。

— 用 法 —将鲜蕹菜洗净，加盐捣烂。敷患处，每日换药1次。

— 功 效 —凉血，解毒。

— 主 治 —适用于蜈蚣咬伤。

外科验方

民间验方四

—组 成—鲜杏仁、雄黄各等份。

—用 法—将鲜杏仁捣烂如泥，调入雄黄和匀。将伤口洗净，敷上药泥，包扎固定。

—功 效—解毒，生肌。

—主 治—适用于狗咬伤。

民间验方五

—组 成—番薯叶、番木鳖（马钱子）各适量。

—用 法—共捣烂。敷于伤处。

—功 效—解毒。

—主 治—适用于狂犬咬伤。

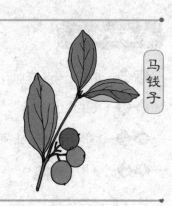

马钱子

民间验方六

—组 成—白矾适量。

—用 法—将白矾放于热锅中溶化。趁热将白矾液涂于伤处。

—功 效—清热解毒，消炎定痛。

—主 治—适用于蛇咬伤。

民间验方七

—组 成—芋头梗。

—用 法—将芋头梗洗净，捣烂，敷贴患处。如为大黄蜂蜇，速嚼食生芋头，以感到芋味有生腥气及舌麻为度。

—功 效—消炎，消肿，镇痛。

—主 治—适用于蛇虫咬伤，蜂蜇伤。

—组 成—鱼腥草适量。

—用 法—鱼腥草洗净，捣汁，涂于伤处。

—功 效—清热解毒。

—主 治—适用于蜈蚣咬伤。

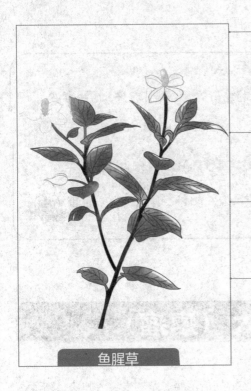

鱼腥草

入药部位

植物的全草。

性味归经

辛，微寒。归肺经。

功效

活血祛瘀，润肠通便。

主治

肺痈胸痛，肺热咳嗽，热毒疮疡，
湿热淋证等。

外科验方

—组 成—番薯嫩苗1把，红糖少许。

—用 法—共捣烂。敷于伤口。

—功 效—清热，解毒。

—主 治—适用于蜈蚣、蜂、蝎等咬、蜇伤。

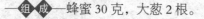

—组 成—蜂蜜 30 克，大葱 2 根。

—用 法—将大葱洗净，捣成烂泥，调以蜂蜜搅匀。敷于患处，每日换药 1 次，约 3 日可愈。

—功 效—清热，解毒，止痛。

—主 治—适用于蛇咬伤，蝎、蜂蜇伤。

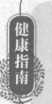

健康指南

1 被毒蛇咬伤的肢体应放低，将伤口的近心端扎起来，减缓毒液扩散。

2 被毒虫蜇伤，要用消毒针轻轻将毒针挑出，再挤出或吸出毒液。

3 注意伤口部位的消毒，避免毒素进入人体对身体健康造成危害。

中医验方全书

甲状腺肿大（瘿瘤）

甲状腺肿大从中医角度考虑可以归入瘿病的范畴，基本表现为肿块、结节、潮热、盗汗、失眠等症状。中医认为该病是由于情志失调、饮食以及环境因素所导致，认为其基本病机是气滞、痰凝、血瘀，所以在具体治疗上主要以疏肝理气、化痰散结、活血化瘀为主。如果出现肝郁化火或者热甚伤阴的情况，也需要清肝泻火或者滋阴养血。

民间验方一

—组 成—绿豆、红糖各 60 克，海带、大米各 30 克，陈皮 6 克。

110

—用 法—将海带泡软洗净切丝。铝锅内加清水，入大米、绿豆、海带、陈皮，煮至绿豆开花为度，放入红糖溶匀。服食。

—功 效—清凉解毒，消肿软坚。

—主 治—适用于瘿瘤，并治青春期甲亢。

民间验方二

—组 成—青柿子（未成熟者）1000克，蜂蜜适量。

—用 法—将柿子洗净，去柄，切碎，捣烂，以纱布挤压取汁。将柿汁放在锅中煮沸，改用文火煎熬成浓稠膏状，加入蜂蜜1倍，搅匀，再煎如蜜，停火待冷，装瓶备用。每次1汤匙，以沸水冲溶饮用，每日2次。

—功 效—清热，消肿。

—主 治—适用于地方性甲状腺肿和甲状腺功能亢进症。

民间验方三

—组 成—荸荠500克，猪靥肉（猪咽喉旁的靥肉）1副。

—用 法—共煮烂熟，分2次食。

—功 效—软坚散结。

—主 治—适用于甲状腺肿大。

民间验方四

—组 成—紫菜15克，淡菜（贻贝）60克。

—用 法—紫菜用清水洗净，淡菜用清水浸透，入瓦锅内加水同煨至熟。吃菜饮汤。

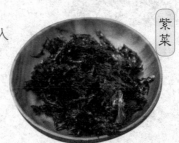

—功 效—软坚散结。

—主 治—适用于甲状腺肿初起。

外科验方

紫菜

民间验方五

—组 成—海藻、海带各 15 克，蚝豉（牡蛎肉）60 克。

—用 法—海藻、海带洗净去沙，蚝豉用清水浸透，
入瓦锅加清水煮汤。熟时调味，饮汤吃肉。

—功 效—消肿散结，软坚消瘿，滋阴养荣。

—主 治—适用于青春期甲亢或缺碘性甲亢。

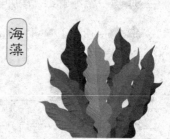

海藻

民间验方六

—组 成—海带、红糖各适量。

—用 法—海带洗净去沙，用锅加水煮烂后切成细丝，盛入碗中以红糖腌拌 2 日。
常吃有效。

—功 效—软坚散结，清热利水。

—主 治—适用于甲状腺肿大。

民间验方七

—组 成—紫菜 100 克，黄独（黄药子）50 克，高粱酒（60 度以上）适量。

—用 法—前两味用酒共浸泡 10 天，每日适量饮用。

—功 效—软坚消瘀。

—主 治—适用于甲状腺肿大。

民间验方八

—组 成—海藻、海带、紫菜、昆布、龙须菜各 20 克。

—用 法—煎汤。代茶饮用。

—功 效—消坚散结。

中医验方全书

—主治—适用于甲状腺肿胀，淋巴结肿大。

民间验方九

—组成—蚝豉 100 克，海带 50 克。

—用法—加水共煮，每日分 2 次服食。

—功效—软坚散结。

—主治—适用于甲状腺肿大。

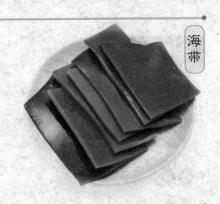
海带

民间验方十

—组成—紫菜 15 克，白萝卜 250 克，陈皮 5 克。

—用法—将上述 3 味切碎，加水共煎煮半小时，临出锅前加盐少许调味。可吃可饮，每日 2 次。

—功效—理气调中，破积解滞。

—主治—适用于甲状腺肿大及淋巴坚肿。

健康指南

❶ 要保持清淡饮食，多吃富含维生素的水果蔬菜，增强免疫力。

❷ 不要盲目补碘，应根据病因调节饮食。

❸ 需要加强体育锻炼，增强体质，养成良好的生活习惯。

阴囊、阴茎肿痛

出现阴囊、阴茎肿痛的常见原因有以下几种：第一种是包皮龟头炎，这一部分患者会出现阴茎前端，以及阴茎皮肤的红肿、疼痛；第二种是阴茎频繁充血，主要原因是性生活过度；第三种是炎症，阴茎皮肤或者海绵体的炎症引起阴茎体部的红肿、疼痛；第四种是过敏，由于过敏原的存在造成红肿、瘙痒；第五种是阴茎硬结症导致局部的肿块、硬结、弯曲等。

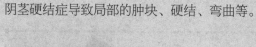

民间验方一

—组 成—橘核、大枣（去核）各适量。

—用 法—每一枚枣内包 6 个橘核，放在炉边焙干研末。每次服 9 克，早晚空腹黄酒送下。

—功 效—消坚破滞。

—主 治—适用于睾丸大小不同，睾丸肿痛、偏坠等。

民间验方二

—组 成—韭菜籽、小茴香各 30 克。

—用 法—共研细末，以蜂蜜少许揉为丸。每丸 9 克，早晚各服 1 丸。

茴香

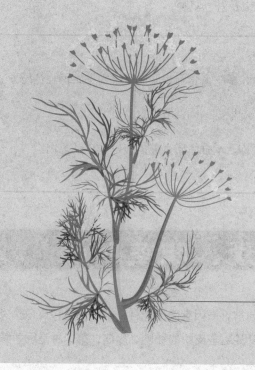

茎叶可驱风、顺气、和胃、散寒止痛，可用于治疗恶心呕吐、疝气、腰痛、痈肿等。

—功效—温补肾气，驱散寒邪。

—主治—适用于睾丸冷痛症，效果极佳。

民间验方三

—组成—鸡蛋 1 枚。

—用法—蛋煮熟去皮及蛋白，留蛋黄放在勺内，以文火煎至出油，每日以此油涂搽患处 2 次，7 日可愈。

—功效—清热解毒。

—主治—适用于阴囊湿痒及烧灼伤。

民间验方四

—组成—黑胡椒 7 粒，白面 1 撮。

—用法—将黑胡椒捣烂，用白面调成糊状，摊抹在布上。贴在会阴处，以胶布固定，一贴即愈。

—功效—温中下气，除寒湿。

—主治—适用于急性睾丸炎。

民间验方五

—组成—橄榄核（青果核）、荔枝核、山楂核各等份，小茴香 20 克。

—用法—将 3 种核烧灰存性，研成细末。小茴香加水煮汤，用汤送服核末，每日早晨空腹服10 克，连服 5 天。

—功效—顺气，消肿，止痛。

—主治—适用于阴囊肿胀疼痛。

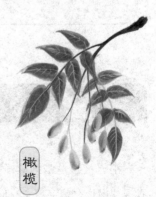

橄榄

民间验方六

—组 成—干荔枝（带核）30 克，小茴香 20 克。

—用 法—上两味以文火略炒，共研细末。分 3 次，每晚临睡前用热黄酒调服 1 次。

—功 效—消结化滞。

—主 治—适用于睾丸鞘膜积液。

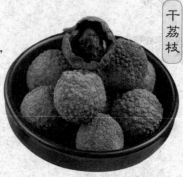

干荔枝

民间验方七

—组 成—大蒜适量，黄酒 120 克，白酒 60 克。

—用 法—大蒜去皮洗净，置于碗内加黄白酒蒸熟，每日分 3 次服完。

—功 效—驱寒活络，消肿解毒。

—主 治—适用于阴囊肿大。

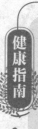

健康指南

❶ 保持阴囊清洁干燥，排尿后及时用柔软的毛巾擦拭干净，减少尿液刺激。

❷ 轻度阴囊水肿患者限制其活动量。

❸ 阴囊肿胀过大的患者，应绝对卧床休息，以减轻阴囊下坠不适。

淋巴结核

　　淋巴结核是由结核杆菌引起的淋巴结慢性炎症，颈部最为常见。淋巴结核的表现为淋巴结肿大、乏力、低热、盗汗等，多见于儿童、青春期少年和老年人。

该病开始的时候通常是出现肿块，但不会感觉到疼痛，随着疾病发展才会引起疼痛。因此，当颈部、腋下或腹股沟区出现不明原因的肿块时，应及早就医。

民间验方一

—组 成—鱼鳔 50 克，香油适量。

—用 法—将鱼鳔切成丝，用香油炸焦趁热吃。连吃 10~20 天见效。

—功 效—消肿毒，化瘀积。

—主 治—适用于鼠疮（淋巴结核）。

民间验方二

—组 成—蝌蚪 15 克，红糖适量。

—用 法—将蝌蚪捣烂成泥，掺入红糖开水煨。初起者服 1 次，已溃者 3~4 次可愈。

—功 效—清热解毒。

—主 治—适用于淋巴结核。

民间验方三

—组 成—鲜荔枝 10 枚。

—用 法—将荔枝洗净，捣烂如泥。外敷患处，每日更换 1 次。

—功 效—生津益血，理气止痛。

—主 治—适用于淋巴结核，赤肿疔毒及小儿疹疮。

民间验方四

—组 成—蛤粉 20 克，海蒿子、牡蛎各 25 克，夏枯草 30 克。

—用 法—共煎汤，每日早晚分服。

—功 效——软坚散肿。

—主 治——适用于淋巴结核，甲状腺肿大。

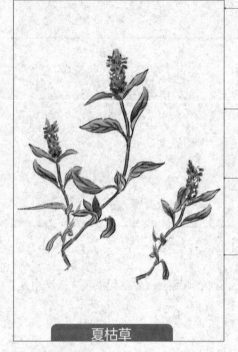

夏枯草

入药部位

植物带花的果穗。

性味归经

辛、苦，寒。归肝、胆经。

功效

清肝火，散郁结，平肝阳。

主治

目赤肿痛，目珠夜痛，瘰疬瘿瘤，眩晕头痛等。

民间验方五

—组 成——鲜蜗牛肉 100 克（干品减半），瘦猪肉 150 克，盐、酱油各少许。

—用 法——蜗牛洗净，用沸水烫死，用针挑出蜗牛肉，再洗，然后同猪肉共炖。饮汤食肉。

—功 效——养阴清热，消肿解毒。

—主 治——适用于淋巴结核，慢性淋巴结炎。

民间验方六

—组 成——糯米 500 克，牵牛子 30~60 克，壁茧（蜘蛛在墙壁上的白色扁圆形卵茧，故称"壁茧"）若干个。

—用 法——糯米炒黄，壁茧、牵牛子在米烫时放入，待米凉后，一同加工成粉。每

中医验方全书

次用粉 13 克煮糊糊吃,每日 2 次,服完上药为
1 疗程。轻者 1 疗程即愈,重者可继续用 1 疗程。

牵牛

功效 清热,利水,散结。

主治 适用于淋巴结核。

民间验方七

组成 成年人 1 次最大量:红芽大戟 45 克,鸡蛋 7 枚。成年人 1 次中等量:红
芽大戟 30 克,鸡蛋 5 枚。10 岁以下 1 次用量:红芽大戟 15 克,鸡蛋 3 枚。

用法 先将蛋洗净,同红芽大戟一道煮,待蛋熟破壳浸药水内。每次服 1 碗,
每日 3 次,将药水鸡蛋全吃完。

功效 清热解毒,软坚散结。

主治 适用于颈部淋巴结核。

外科验方

健康指南

① 淋巴结核患者的性生活应节制,注意休息,勿过度疲劳。

② 注意增加营养,多吃蛋白含量高的食物,以增强抗病能力。

③ 保持乐观的情绪,不能着急和生气,否则可能加重淋巴结发炎
的症状。

阑尾炎

阑尾炎是因阑尾管腔堵塞或细菌感染等多种因素而形成的炎性改变,为外科
常见病,典型的症状是右下腹疼痛。该病以青年最为多见。临床上急性阑尾炎较
为常见,各年龄段及妊娠期妇女均可发病。慢性阑尾炎较为少见。

民间验方一

—组 成—陈皮、青皮、炒枳壳、连翘、甘草各 10 克，金银花、蒲公英各 15 克，乳香 12 克，川楝子 20 克。

—用 法—每日 1 剂，水煎服。

—功 效—理气泄热，解毒散结。

—主 治—适用于阑尾炎。

民间验方二

—组 成—巴豆、朱砂各 0.5~1.5 克。

—用 法—研细混匀，置膏药上，贴于阑尾穴，外用绷带固定。24~36 小时检查所贴部位，皮肤应发红或起小水疱。若无此现象可更换新药。

—功 效—疗疮退肿，清热安神。

—主 治—适用于急性阑尾炎。

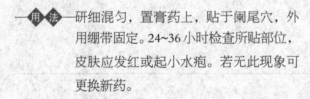

巴豆

民间验方三

—组 成—鲜姜、鲜芋头、面粉各适量。

—用 法—先将姜和芋头去粗皮，洗净，捣烂为泥，再加适量面粉调匀。外敷患处，每日换药 1 次，每次敷 3 小时。

—功 效—散瘀定痛。

—主 治—适用于急性阑尾炎，痈。

民间验方四

—组 成—葫芦子、大血藤、繁缕各 50 克。

—用　法—水煎。分早晚 2 次服。

—功　效—润肠消炎。

—主　治—适用于阑尾炎。

民间验方五

—组　成—赤芍、丹皮各 12 克，败酱草、蒲公英、金银花各 50 克，木香、延胡索、
　　　　桃仁、大黄（后下）各 10 克，当归 20 克，紫花地丁 30 克。

—用　法—每日 1 剂，水煎服。

—功　效—活血行气，清热解毒。

—主　治—适用于急性阑尾炎。

—加　减—热甚者，去赤芍、当归，加知母 15 克，石膏 10 克；呕吐者，加法半夏、
　　　　竹茹各 12 克；腹胀者，加莱菔子 15 克；腹痛剧烈者，去赤芍、木香，
　　　　加乳香、没药各 12 克，白芍 15 克。

败酱草

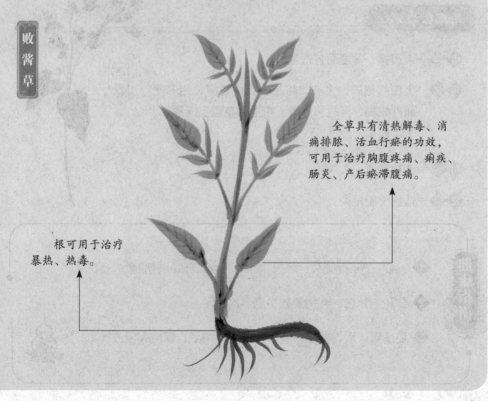

全草具有清热解毒、消
痈排脓、活血行瘀的功效，
可用于治疗胸腹疼痛、痢疾、
肠炎、产后瘀滞腹痛。

根可用于治疗
暴热、热毒。

外科验方

民间验方六

—组 成—败酱草（苦菜）100 克。

—用 法—水煎，每日分 2 次服。

—功 效—消炎解毒。

—主 治—适用于化脓性阑尾炎，妇女乳痈，无名肿毒等。

民间验方七

—组 成—生白芍 60~120 克，生甘草 15~30 克。

—用 法—每日 1 剂，水煎，分 2 次温服。3 剂为 1 个疗程。服药 2 个疗程评定疗效。

—功 效—解痉止痛，解热抗炎，解毒抗过敏。

—主 治—适用于急性阑尾炎，慢性复发性阑尾炎。

民间验方八

—组 成—大田螺、荞麦面各适量。

—用 法—大田螺捣碎，去壳，将其肉捣成烂泥，用荞麦
面拌成糊，再搅和。摊于布上贴在腹上阑尾部，
每日换药 2 次。

—功 效—清热解毒。

—主 治—适用于阑尾炎。

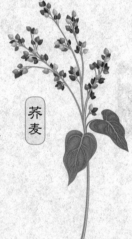

荞麦

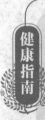

健康指南

❶ 不要吃辛辣刺激、生冷、油腻的食物，以减轻胆囊的负担。

❷ 要注意休息，特别要减少剧烈的活动。

❸ 要适量饮水，减轻胃液对溃疡面的刺激，保持大便通畅。

脉管炎

脉管炎特指的是血栓闭塞性脉管炎，而不是通称的脉管炎。病因主要是肝郁气滞，情绪低落，导致出现肝气郁结的证候；寒湿阻络，寒湿之邪侵入到脉络，堵塞血管。血栓闭塞性脉管炎，是一类在青年男性吸烟者中多发的特殊血管堵塞性疾病。

民间验方一

—组 成—猪蹄 2 只，毛冬青根 150 克，鸡血藤、丹参各 50 克。

—用 法—加水共煮至蹄烂，去药渣。吃肉饮汤。

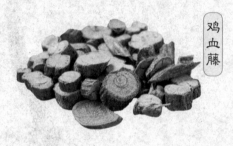

鸡血藤

—功 效—活血通脉。

—主 治—适用于血栓闭塞性脉管炎。

民间验方二

—组 成—鹿角胶（鹿角煎熬浓缩成的胶物）15 克，熟地 50 克，白芥子 10 克，姜炭、麻黄各 2 克，生甘草、肉桂各 5 克。

—用 法—水煎服，每日 1 剂。

—功 效—补肾虚，强骨髓。

—主 治—适用于血栓闭塞性脉管炎，阴疽。

民间验方三

—组 成—金银花 30 克，玄参、当归、丹参各 20 克，红花、蒲公英、紫花地丁各 10 克，炙乳香、炙没药各 7.5 克，生甘草 5 克。

—用 法—每日 1 剂，用水 800 毫升煎至 500 毫升，分 2 次口服。

—功 效—清热解毒，活血止痛。

—主 治—适用于血栓闭塞性脉管炎。

外科验方

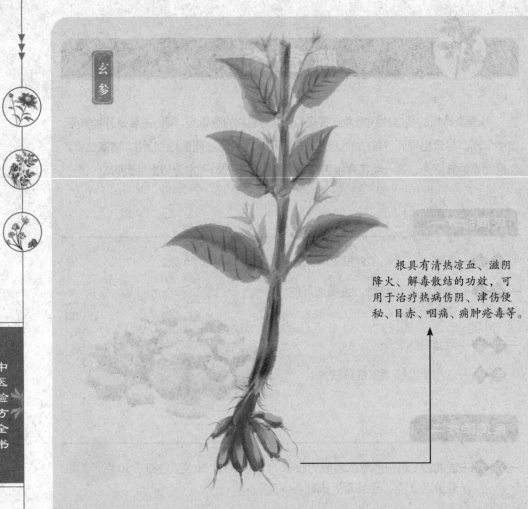

玄参

根具有清热凉血、滋阴降火、解毒散结的功效，可用于治疗热病伤阴、津伤便秘、目赤、咽痛、痈肿疮毒等。

中医验方全书

民间验方四

——组 成——赤芍、鸡血藤、丹参各30克，炮附子、当归、牛膝各15克，地龙12克，炙甘草、干姜各6克，蜈蚣1条（研冲）。

——用 法——每日1剂，水煎服。炮附子先煎1小时。

——功 效——温经散寒，活血化瘀。

——主 治——适用于血栓闭塞性脉管炎。

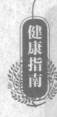

健康指南

1 要禁止吸烟、喝酒，避免患者血管闭塞性的脉管炎加重。

2 适度地进行舒缓运动，但是应避免剧烈运动以及重体力劳动。

3 不要吃油腻、辛辣、腌渍食物，以水果和蔬菜等粗纤维食物为主。

脑震荡

脑震荡是指头部遭受外力打击后，即刻发生短暂的脑功能障碍。伤后有不同程度的昏迷或短暂的神志不清。清醒后头痛剧烈，多为胀痛、钝痛，常伴眩晕、耳鸣、呕吐等症状。

民间验方二

—组 成—猪脑1具，天麻切片10克，枸杞子20克。

—用 法—猪脑去筋膜，洗净，同天麻、枸杞子共放入碗内，加适量水蒸熟。吃脑饮汤。

—功 效—养血，祛风，安神。

—主 治—适用于脑震荡后遗症。

民间验方一

—组 成—鲜花生叶80克。

—用 法—鲜花生叶洗净放入锅中，加适量水煎汤。取汁服用。

外科验方

—功 效—镇静安神。

—主 治—适用于脑震荡后遗症。

花生

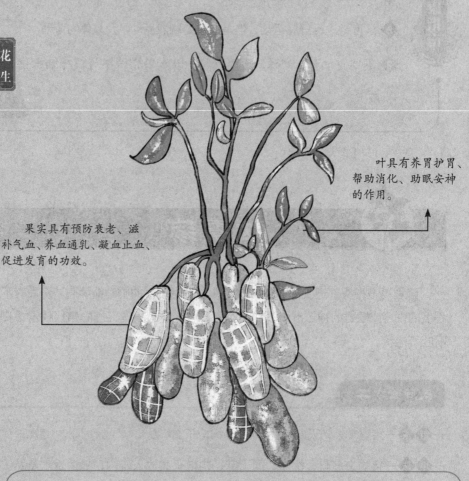

叶具有养胃护胃、
帮助消化、助眠安神
的作用。

果实具有预防衰老、滋
补气血、养血通乳、凝血止血、
促进发育的功效。

健康指南

❶ 脑震荡患者在受伤之后要多休息，最好卧床休息，而且要注
意环境的安静，避免喧哗、吵闹，以免脑部受到刺激。

❷ 该疾病可能会导致患者出现恐惧、焦虑等情绪，所以患者还应
注意调节心态，避免情绪影响疾病的治疗。

❸ 多吃高蛋白、维生素丰富的食物以加强营养，避免头部再次受伤。

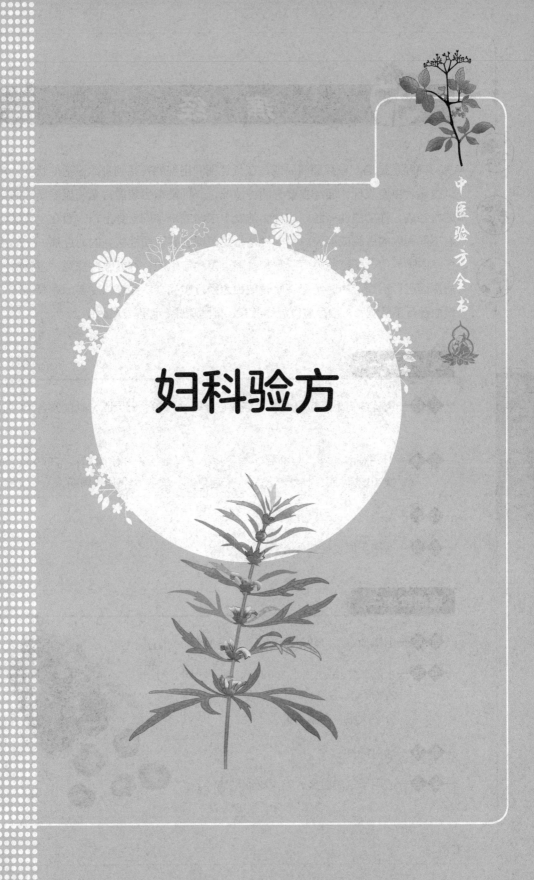

妇科验方

痛　经

　　痛经是指妇女在经期前后或是在行经期间出现的一系列身体不适的状况，常以腹痛为主要表现。痛经主要有两种情况，一种是指生殖器官无明显器质性病变的月经痛，称功能性痛经。这种病常发于未婚或未孕妇女身上，一般在生育后可有不同程度的缓解或消失。另一种是指生殖器官有器质性病变的月经痛，一般由子宫内膜异位、子宫黏膜下肌瘤和盆腔炎等病症引起，称继发性痛经。应针对发病原因进行治疗。中医学上，此病被称为经行腹痛、痛经等，主要因寒凝经脉、气血运行不顺所致。治疗应以温经散寒、健脾疏肝、调理气血为主。

民间验方一

组　成——肉桂3克，三棱、莪术、红花、当归、丹参、五灵脂、延胡索各10克，木香6克。

用　法——上药制成冲剂，每剂分2小袋装，于经前2天开始服用；每日2次，1次10克冲服，持续至经来3天后停药。连服3个月经周期。

功　效——温经化瘀，理气止痛。

主　治——适用于原发性痛经。

民间验方二

组　成——山楂30克，当归片15克，红糖适量。

用　法——水煎2次，每次用水300毫升，煎半小时，2次混合，去渣，下红糖，继续煎至糖溶。分2次服，连服7天。

功　效——活血行气。

主　治——适用于气滞血瘀，寒湿凝滞型痛经。

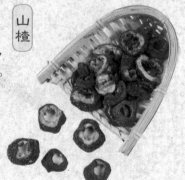

山楂

民间验方三

—组 成—当归、金铃子各 10 克，川芎、赤芍、大生地、炒五灵脂各 12 克，红藤 30 克，败酱草 20 克，炙乳香、炙没药各 5 克。

—用 法—先将上药用清水浸泡 30 分钟，再煎煮 30 分钟，每剂煎 2 次。经行腹痛开始每日 1 剂，早晚各服 1 次。

—功 效—清热消肿，行瘀止痛。

—主 治—适用于痛经属热性者经行腹痛。

民间验方四

—组 成—益母草 500 克，归身、木香、川芎、赤芍各 30 克。

—用 法—上药研为末，炼蜜为丸服下。

—功 效—调气活血。

—主 治—适用于痛经。

民间验方五

—组 成—生姜 15 克，艾叶 10 克，鸡蛋 2 枚。

—用 法—将生姜、艾叶、鸡蛋洗净后放进锅内，煮开，等鸡蛋熟后再去壳煮 5 分钟，之后就可以吃蛋喝汤，每日 1 剂。

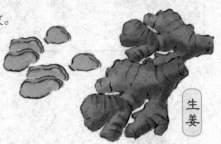

生姜

—功 效—温经化湿，理气化瘀。

—主 治—适用于寒湿凝滞型痛经。

民间验方六

—组 成—艾叶 9 克，生姜 2 片，红糖 100 克。

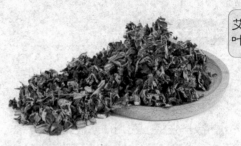

艾叶

—用法—共水煎。早晚分服。每于月经前 3~4 日开始服，来经停服。连用 3~4 个月经周期。

—功效—补中益气，温经散寒。

—主治—适用于经前腹痛。

健康指南

① 患者应在月经来潮的前几天，注意保暖，免受凉。

② 要多食清淡、易消化的食物，忌食生冷刺激性食物。

③ 可食蜂蜜、香蕉，保持大便通畅，以减轻疼痛。

④ 不宜痛时服药，这样效果不明显，应以经前 5~7 天服药为佳。

⑤ 不可盲目使用止痛药。

⑥ 疼痛剧烈患者，如见汗出、肢冷、面色青紫等，应立即去医院就诊。

⑦ 痛经久治无效者，不宜坚持自疗，应到医院做妇科检查。

月经不调

月经不调是妇科常见的一种疾病，表现为月经周期紊乱，出血期延长或缩短，出血量增多或减少，甚至月经闭止。长期的精神压抑、卵巢功能失调、全身性疾病或其他内分泌腺体疾病影响卵巢功能，都可能诱发此病。中医学认为，月经不

中医验方全书

调多因外感六淫、气血不足、体寒、内伤七情、肝气郁结、饮食劳倦等所致，治疗应以调理气血、化瘀散结为主，具体治疗时还需对症下药。

民间验方一

组 成 牡丹花2朵，鸡蛋5枚，牛奶250毫升，白面200克，白糖150克，小苏打少许。

用 法 牡丹花洗净，将花瓣摘下切成丝。鸡蛋去壳打花，同牛奶、白面、白糖、小苏打混拌在一起，搅匀。倒一半在开了锅的湿屉布上，摊平，上面撒匀牡丹花丝，然后再倒入余下的一半，摊开，盖好盖蒸20分钟，取出，扣在案板上，上面再撒牡丹花丝即成。

功 效 益气养血，清三焦虚火，调经，活血，止痛。

主 治 适用于各种虚弱，月经不调，行经腹痛。

民间验方二

组 成 核桃仁100克，月季花、红糖各60克，甜酒230毫升左右。

用 法 将捣碎的核桃仁与月季花共置砂锅内，加水煎2次，取汁再放砂锅内加红糖煮，待红糖溶化后兑入甜酒即可，每日用量为1剂，分2次服，并于月经来潮前连服3日。

功 效 补肝肾，调经血。

主 治 适用于肾虚或冲任不调所致的月经先后不定期。

民间验方三

组 成 大枣20枚，益母草、红糖各10克。

用 法 加水共炖。饮汤，每日早晚各1次。

功 效 温经养血，祛瘀止痛。

主 治 适用于经期受寒或贫血等造成的月经不调、疼痛、腰酸。

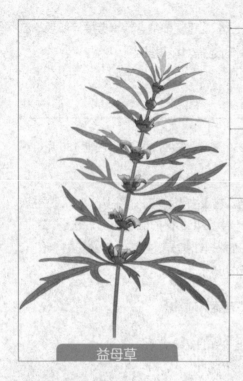

益母草

入药部位

植物的新鲜或干燥地上部分。

性味归经

辛、微苦，温。归肝、心包经。

功效

活血调经，利尿消肿，清热解毒。

主治

血滞经闭，痛经，月经不调，产后恶露不下，跌打损伤，水肿，小便不利，痈肿疮疡等。

民间验方四

组成 月季花 50 克，香附 10 克，粳米 60 克。

用法 把月季花焙干，制成细末，将香附用酒炒，也研成末，粳米加水煮成粥，并将月季花细末与香附细末加到粥内再煮，粥沸 2 次后即成，每日 1 剂，分 2 次服。

功效 理气解郁，活血调经，止痛。

主治 适用于肝郁所致的月经先后不定期。

民间验方五

组成 鸡蛋 2 枚，川芎 10 克。

用法 鸡蛋洗干净，同川芎加水共煮，待鸡蛋熟后，去壳，再煮 20 分钟。吃蛋饮汤。

功效 行血调经，祛风止痛。

—主治—适用于月经不调，痛经及经期头晕目眩。

民间验方六

—组成—生地、熟地各 20 克，枸杞、白芍、玄参各 15 克，丹参 10 克。

—用法—水煎服，每日 1 剂，分 2~3 次服。1 个月
为 1 个疗程，一般 1~3 个疗程。

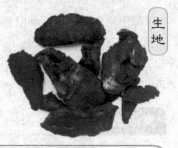

生地

—功效—养阴调经。

—主治—适用于阴虚型月经不调病。

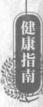健康指南

1 如果是因为工作遭受挫折等原因造成经乱，应该尽力调整自己的心态。心态平和，气血运行通顺，常可不药而愈。

2 生活规律，劳逸有度，顺应日出而作、日落而息的自然节律，当人体生物钟调整好了，月经可逐渐恢复正常。

3 适量食用乌骨鸡、羊肉、猪羊肾脏、青虾、对虾、鱼子、蛤士蟆、海参、淡菜、黑豆、胡桃仁等滋补性的食物。

4 勿冒雨涉水，免使小腹受寒邪侵犯。

5 克制性生活，以蓄养肾中精气。

6 患者如因移居外地等原因，月经周期产生紊乱，不宜急于治疗，可观察一段时间再定。

7 必要时在医生的指导下应用雌、孕激素，进行人工月经周期治疗。

妇科验方

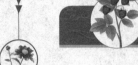

更年期综合证

更年期综合征是指妇女在绝经期前后 1~2 年，因卵巢功能开始衰退，女性激素下降出现的阴道不规则出血、月经紊乱、经量增多或减少、烦躁易怒、心悸失眠、面浮肢肿、腰腿酸软、神疲乏力等症状。这些症状经常重复出现，时间长的达几个月，甚至数年。中医认为本症是肾精虚衰、冲任不调、气血虚弱所致。

民间验方一

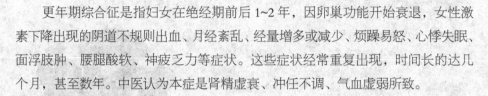

—组 成—生黄芪、潞党参 15 克，炒白术、当归、白茯苓、八月札、茺蔚子、酸枣仁、远志、龟甲胶或龟甲、鹿角胶或鹿角霜各 10 克，生龙牡 20 克，磁石、沙苑子各 30 克，木香、甘草各 6 克。

—用 法—每日 1 剂，水煎 3 次，分 3 次服。1 个月为 1 个疗程。

—功 效—养脾益气，调神健脑。

—主 治—适用于更年期综合征。

民间验方二

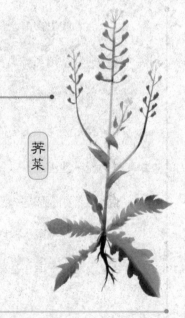

荠菜

—组 成—荠菜花 15~30 克，当归 9 克。

—用 法—用水煎服有效。

—功 效—凉血止血，补血活血。

—主 治—适用于妇女更年期子宫出血。

民间验方三

—组 成—浮小麦 15~30 克，甘草 9 克，大枣 4~6 枚。

—用　法—水煎服。

—功　效—清热除烦，养血安神。

—主　治—适用于妇人脏躁，癔病，悲伤欲哭，神经性心悸，怔忡不安，失眠。

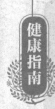

1 患者应该正确对待更年期的来临，保持豁达、乐观、进取的精神，通过意志上的调节和控制，稳定自己波动的情绪。心里郁闷时可以找知心朋友倾吐一番，甚至大哭一场，将心中的烦恼发泄出去。每天听听轻音乐或跳跳舞，等等。做到这些就能减轻更年期带给自己的痛苦。

2 多食用一些有滋补肾精及镇静、安神作用的食物，如豆制品、大枣、酸枣、桂圆、百合、核桃、莲子、榛子、海参、甲鱼、蛤蟆油、猪羊腰子、蜂乳、香菇、绿叶菜等。更年期容易出现浮肿，患者要少吃咸食，菜中要少加盐。经乱而多时，宜多食肝、鲫鱼、海带、发菜等食物以补充铁质。

3 忌食辣椒、酒、咖啡、浓茶之类的兴奋、刺激性食物。

4 更年期治疗过程较长，患者要坚持不懈，家属也要体谅配合。

5 由于阴道抵抗力下降，要注意下身清洁卫生。同时，和谐的性生活对病情恢复有利。如因阴道干燥，性生活干涩疼痛，不妨涂一些润滑油来增加性生活的快感。

妇科验方

妊娠呕吐

妊娠呕吐是指妇女怀孕后由于体内人绒毛膜促性腺激素（HCG）增多而引起的胃肠道功能的不良反应，可出现食欲不振、偏食、厌恶油腻、恶心、呕吐等症状。妊娠呕吐通常是在清晨空腹时较重，一般对生活和工作影响不大，不需特殊治疗，一般到3个月左右自然消失。如果反应较重，持续恶心，呕吐频繁，甚至不能进食，则称为妊娠剧吐。其发生原因尚不清楚，多见于精神过度紧张、神经系统不稳定的年轻初孕妇。中医认为冲气上逆、胃失和降是本病的基本病机，应随症治疗。

民间验方一

组成 鲜芹菜根10克，甘草15克，鸡蛋1枚。

用法 芹菜根、甘草先煎汤，水沸后打入鸡蛋冲服。

功效 清热，降逆。

主治 适用于怀孕后反胃呕吐。

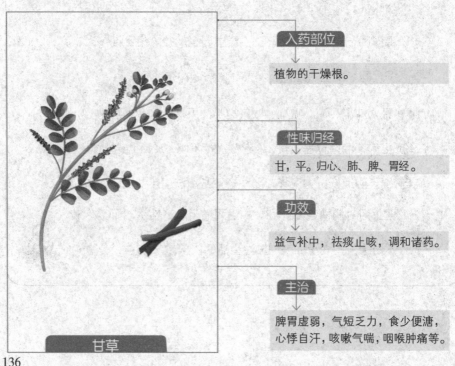

入药部位

植物的干燥根。

性味归经

甘，平。归心、肺、脾、胃经。

功效

益气补中，祛痰止咳，调和诸药。

主治

脾胃虚弱，气短乏力，食少便溏，心悸自汗，咳嗽气喘，咽喉肿痛等。

甘草

民间验方二

——组 成——炒白术15克，橘红、当归、炒香附、
厚朴、竹茹、白参、沙参、石斛、
生姜各10克，甘草、砂仁各5克。

——用 法——每日1剂，水煎服。

——功 效——理气化痰，降逆止呕。

——主 治——适用于妊娠呕吐。

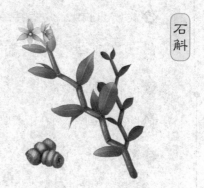

石斛

民间验方三

——组 成——萝卜子、鲜姜、柚皮各15克。

——用 法——上3味加水一碗，煮成半碗后服。

——功 效——温中，止呕。

——主 治——适用于妊娠呕吐。

民间验方四

——组 成——炒杜仲12克，麦冬、姜竹茹各10克，太子参、菟丝子各9克，酸枣仁、
山萸肉各6克，乌梅肉、远志各3克，砂仁1.5克。

——用 法——每日1剂，水煎服。

——功 效——益气养血，和胃降逆。

——主 治——适用于妊娠呕吐。

健康指南

❶ 患者应注意饮食卫生，饮食应以营养价值稍高且易消化的食
物为主。可采取少食多餐的方法。

2 为防止脱水，应保持每天的液体摄入量，平时宜多吃一些水果，如西瓜、梨、甘蔗等。

3 保持大便通畅。

4 呕吐较剧者，可在饭前口中含1片生姜，以达到暂时止呕的目的。

5 妊娠呕吐严重时，粒米不下，食入即吐者，可导致脱水、酸中毒等。因此，孕妇若有乏力、口渴、脉搏加快、多尿、头痛、血压下降等症状，应及时去医院就诊。

6 妊娠期常可因胃炎、阑尾炎等引起呕吐，此时应注意有无上述病史，疼痛部位与性质是否符合上述疾病的症状，以资鉴别。

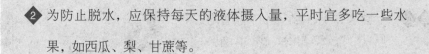

妊娠水肿

妇女妊娠后，肢体、面目发生肿胀者称为妊娠水肿，中医称子肿，多发生于妇女妊娠中后期。临床上根据水肿程度的不同，将水肿分为轻、中、重三级。轻者，小腿及足部明显浮肿，经休息可自行消退；中者，水肿延及大腿、外阴，甚至波及腹部；重者，周身浮肿，甚者可伴有腹水。

民间验方一

组 成 臭牡丹根60克，瘦猪肉少许。

用 法 水3碗煎成1碗，内服。

功 效 活血消肿。

主 治 适用于妊娠手足浮肿。

——注 意 事 项—— 禁食寒冷食物。

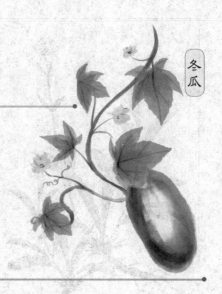

冬瓜

民间验方二

——组 成—— 冬瓜 300 克。

——用 法—— 煮汁随意饮，或冬瓜皮煎汤服。

——功 效—— 利水消肿。

——主 治—— 适用于妊娠水肿。

民间验方三

——组 成—— 天仙藤 12~30 克。

——用 法—— 水煎服，1 日 2 次，连服 3~5 剂。

——功 效—— 行气活血，利水消肿。

——主 治—— 适用于妊娠水肿。

民间验方四

——组 成—— 红鲤鱼 1 尾（约 250 克），茯苓 60 克。

——用 法—— 将鲤鱼洗净去鳞、鳃及内脏，与茯苓入容器内，加清水 1000 毫升，用文火煎成 500 毫升，分 2 次温服。每天 1 剂，连服 20 天。

——功 效—— 健脾，利尿，消肿。

——主 治—— 适用于妊娠水肿。

民间验方五

——组 成—— 甘松 10~30 克。

——用 法—— 加水煎片刻，待水温稍高于皮肤温度时，擦洗患处，每日 2~3 次。

——功 效—— 祛湿消肿。

——主 治—— 适用于妊娠水肿。

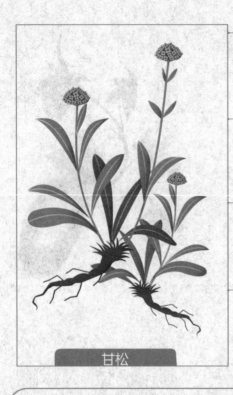

甘松

入药部位

植物的根及茎叶。

性味归经

辛、甘，温。归脾、胃经。

功效

行气止痛。

主治

胸腹疼痛，食欲不振等。

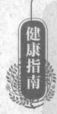
健康指南

1 注意休息与保暖，下肢浮肿者睡眠时宜把两腿适当抬高。

2 宜低盐或无盐饮食，少吃用发酵粉与碱制的糕点以及生冷、油腻和不易消化的食物。适当吃一些有利于利尿退肿的食品，如冬瓜、赤豆、薏苡仁、扁豆、荠菜、黑鱼、鲤鱼、玉米、西瓜等。

3 保持心情舒畅，消除紧张、恐惧心理。

4 属气滞者（按肿处，随按随起），可适当活动，使气血流通。

5 若浮肿严重且伴有头痛、目眩、胸闷而喘、血压升高、小便泡沫多（多数为蛋白尿），有可能是患上了先兆子痫，应立即去医院就诊，以免贻误病情。

6 如妊娠七八个月后，仅仅是脚部浮肿，此为妊娠晚期常有的现象，可不必治疗，休息后或产后自行消退。

妊娠高血压综合征

妊娠高血压综合征是一种严重影响产妇和胎儿健康，甚至危害母婴生命的疾病，常发生于妊娠 20~24 周。临床症状包括头痛、眼花、水肿、蛋白尿、抽搐、昏迷等。病因尚不明确，可能与精神、个人体质、气温变化、高血压病等有关。本病属于中医的子痫、子肿、子晕等范畴，早、中期主要以脾虚、肾虚、气血不足为主，晚期以阴虚肝旺、脾虚肝旺为主。

民间验方一

—组 成—天仙藤、瓜蒌、薤白、木瓜各 9 克，香附、乌药、生姜、紫苏叶各 6 克，陈皮 2 克，半夏 1.5 克（炒黄），甘草 1 克。

—用 法—水煎服。

—功 效—理气行滞，健脾化湿。

—主 治—适用于妊娠高血压综合征。

民间验方二

—组 成—决明子 10 克，海带（2 方寸）一块。

—用 法—用沸水冲服。服药期间 3~5 天测 1 次血压，血压恢复正常后，即可停服，如血压复升，可继续服用。

—功 效—降血压血脂。

—主 治—适用于妊娠期高血压。

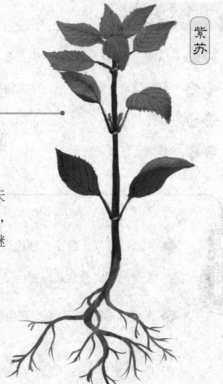

紫苏

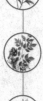

妇科验方

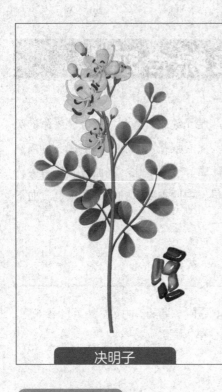

决明子

入药部位

植物的干燥成熟种子。

性味归经

甘、苦、咸，微寒。归肝、肾、大肠经。

功效

清热明目，润肠通便。

主治

高血压，头痛，头晕，青光眼，痈疖等。

民间验方三

— 组 成 —橘皮、大腹皮、茯苓、生姜各15克，白术30克。

— 用 法 —上为细末。每次3克，空腹时用温开水送服。

— 功 效 —健脾利水。

— 主 治 —适用于妊娠子肿。

健康指南

❶ 加强孕产期保健，定期检查，对轻度妊娠高血压综合征患者及时治疗，饮食最好要摄足蛋白质、维生素和钙质。

❷ 患者应采用左侧卧位，避免体力劳动和精神刺激，注意休息，保证睡眠。

③ 定期去医院做产科检查。

④ 如有贫血及其他慢性疾病应及时治疗。

⑤ 若病情加重、患者有自觉症状，应及时去医院就诊。

❻ 严密观察孕妇及胎儿情况，必要时可提前结束妊娠。

流 产

流产是指妇女在妊娠 2~3 月内，因怀孕后体质虚弱或跌倒外伤，导致阴道流血，量不多，持续不止，严重者下腹、腰、尻坠痛，此多为先兆性流产，中医称之为胎漏、胎动不安。患者若及时休息，配合保胎治疗，可安全度过孕期。自然流产在 3 次以上者称为习惯性流产，中医上称滑胎。流产是由肾虚或两次怀孕间隔时间过短、元气未恢复的原因造成。

民间验方一

—组 成—玉米嫩衣（紧贴米粒之嫩皮）。

—用 法—怀孕后每天以 1 个玉米嫩衣煎汤。代茶饮，饮到上次流产期则用量加倍，一直服至分娩为止。

—功 效—固摄安胎。

—主 治—适用于习惯性流产。

民间验方二

—组 成—陈艾叶 6 克，新鲜鸡蛋 2 枚。

—用法—适量水煎陈艾叶，沸后，入荷包鸡蛋2个，待蛋熟，食其蛋，饮其汤。

—功效—止漏安胎，暖宫止血。

—主治—适用于先兆流产。

民间验方三

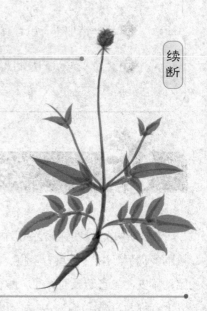

续断

—组成—鲜山药90克，杜仲（或续断）6克，苎麻根15克，糯米80克。

—用法—杜仲和苎麻根用纱布包好，糯米洗净，共煮成粥后服用。

—功效—补益肝肾，养血安胎。

—主治—适用于习惯性流产或先兆流产。

民间验方四

—组成—熟地、鹿茸、菟丝子、巴戟天各20克，人参、枸杞子各15克，续断、杜仲各10克。

—用法—每日1剂，水煎服。

—功效—滋补肝肾，安胎止崩。

—主治—适用于习惯性流产。

民间验方五

—组成—龙眼肉、莲子肉各40克。

—用法—水煎服，每日1剂。

—功效—益气养血，补肾安胎。

—主治—适用于气血虚弱型的先兆流产。

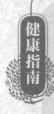
1 患有肺结核、贫血、肝炎、甲状腺肿等病，以及体质欠佳的妇女容易胎漏、胎动不安，故怀孕前应积极治疗，待病愈后再受孕。

2 可以多吃一些补肾健脾的食品，如芡实、淡菜、鸡肫、海参等。多吃新鲜蔬菜，多饮水，保持大便畅通。不吃辛辣、动血、助热的食物，如蒜、姜、胡椒、咖喱、酒、山楂、咖啡、桃子等。此外寒性食物，如蛏子、田螺、河蚌、蟹等，也不宜多吃。

3 休养期应积极参加气功或太极拳等舒缓的运动，以增强体质。

4 孕妇发现下身见红，应当冷静，恐惧和焦虑会使血清中产生长泰霍洛明，促使子宫肌肉痉挛症状加重，应该卧床休息，同时尽量少起床。

5 如患者有流产史，至上次流产日期前 1~2 周时，宜少食多餐，勿过饱。

6 习惯性流产者需隔半年至一年后再受孕。该时期内最好采取男性避孕法，并进行血染色体检查，排除遗传性疾病。

产后恶露不绝

　　产后恶露不绝是指产妇分娩后恶露持续 20 日以上仍淋漓不断者。本病证主要是由冲任失调，气血运行失常所致。它有虚、实之分，虚即恶露色淡、质稀、无臭味、小腹软而喜按；实即恶露颜色紫黑，有块或有臭味，小腹胀而拒按。

民间验方一

组 成——川芎、当归、刘寄奴、桃仁各12克，重楼、枳壳各20克，益母草、焦山楂各30克，炮姜6克，甘草3克。

用 法——每日1剂，水煎服。连服2~10剂。

功 效——行气活血，化瘀止痛。

主 治——适用于产后恶露不绝，证属血瘀型。

民间验方二

组 成——大血藤、败酱草各30克，白花蛇舌草15克，贯众、蒲黄炭、谷芽各12克，丹皮、栀子、金银花炭各9克。

用 法——每日1剂，水煎服。

功 效——清热解毒，行瘀止血。

主 治——适用于子宫内膜炎所致产后恶露不绝。

栀子

民间验方三

组 成——人参10克，乌骨鸡1只，精盐少许。

用 法——将人参浸软切片，装入鸡腹，放入砂锅内，加精盐，隔水炖至鸡烂熟，食肉饮汤，每日2~3次。

功 效——补气固脱，益气补血。

主 治——适用于产后气虚之恶露不尽。

民间验方四

组 成——黄芪、当归各15克，党参、川芎、桃仁、生炒蒲黄、五灵脂各10克，炮姜5克，生甘草3克。

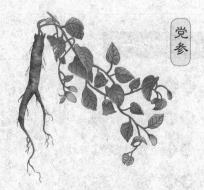

党参

—用法—每日1剂，水煎服。

—功效—祛瘀生新，补气摄血。

—主治—适用于产后气血不足，恶露不绝。

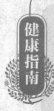

健康指南

① 注意卧床休息，恶露减少后，可以进行适量的产后保健运动。

② 注意产褥卫生，选择质地柔软的垫纸，勤消毒、勤更换，以防发生感染。

③ 保持室内空气流通，但要注意保暖，避免受寒。

④ 增加营养，多食用补血、益血的食物，可以用红糖加鸡蛋煮水，人参加乌骨鸡炖汤，每日饮用；不宜吃生冷、辛辣、油腻、不易消化的食物。

⑤ 如果长期恶露不止，应尽快去医院检查，找出病因，对症下药。

妇科验方

产后缺乳

产后缺乳又称"乳汁不行""乳汁不下"，是指妇女分娩3天以后，即哺乳期间，乳汁分泌过少或全无乳汁的疾患。常因气血虚弱或气滞血瘀引起。主要表现为乳汁稀薄而少，乳房柔软而不胀痛，面色少华，心悸气短等。

民间验方一

—组 成—干虾米（大海米）150 克，黄酒、猪蹄汤各适量。

—用 法—用黄酒将虾米炖烂，然后兑入猪蹄汤服食。

—功 效—益气增乳。

—主 治—适用于产妇乳少。

民间验方二

—组 成—黑脂麻 250 克，猪蹄汤适量。

—用 法—将黑脂麻炒后研成细末，每次取 15~20 克，用自家熬好的猪蹄汤冲服。

—功 效—补血生乳。

—主 治—适用于产后缺乳。

芝麻

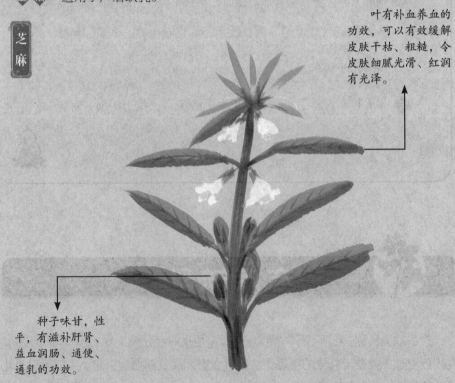

叶有补血养血的功效，可以有效缓解皮肤干枯、粗糙，令皮肤细腻光滑、红润有光泽。

种子味甘，性平，有滋补肝肾、益血润肠、通便、通乳的功效。

中医验方全书

民间验方三

组成——花生米、黄豆各60克，猪蹄2只，食盐少许。

用法——先炖猪蹄半小时，捞出浮沫再下花生米和黄豆，煮至蹄烂加盐。可食可饮，日用2次。

功效——补脾养血，通脉增乳。

主治——适用于产后奶水不足。

民间验方四

组成——荞麦花50~60克，鸡蛋1~2枚。

用法——将荞麦花加水煎煮成浓汁，打入生鸡蛋续煮。吃蛋喝汤，每日1~2次。

功效——养血通乳。

主治——适用于妇女产后缺乳。

民间验方五

组成——茭白50克，通草15克，猪蹄1只，盐少许。

用法——先煮猪蹄至八成熟，后下茭白、通草。食肉饮汤。

功效——通络增乳。

主治——适用于产后奶水不足。

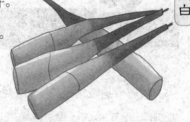

茭白

健康指南

❶ 生活要有规律，保证充足的睡眠时间。

❷ 保持心情舒畅，稳定情绪。情志抑郁、肝气不疏等引起的经脉涩滞、乳汁不行者，应先疏理肝气、调畅气机。

③ 保证合理而充分的营养，多吃富含维生素 E 的食物，如植物油、蔬菜、水果、花生仁等。维生素 E 能使末梢乳腺扩张，使乳房血液供应充足，从而使乳汁分泌增加。

④ 勿进食具有退乳作用的饮料、滋补品、药物，如麦乳精、乐口福、花椒、豆豉、麦芽、神曲等。

⑤ 乳汁分泌规律是刺激越频繁，乳汁分泌越多，故提倡母婴同室，按需哺乳，即以婴儿啼哭为信号，随时哺乳。

⑥ 厌烦哺乳、不规则哺乳、婴儿吮吸乳头过少等，均会引起缺乳，不宜与因身体虚弱、营养不良引起的缺乳混淆。

阴道炎

阴道炎是较常见的一种妇科疾病，由阴道环境酸碱度改变或局部黏膜变薄、破损，使之抗病力降低，被滴虫、霉菌或细菌入侵引起。临床主要表现为外阴瘙痒、性交痛、白带增多并呈白色乳酪状，如合并有尿道口感染时，可有尿频、尿痛的症状。在中医学中，本病属于阴痒、虫蚀范畴，多由脾虚湿热、肝肾阴虚、精血亏损、外阴失养等所致。

民间验方一

——组 成——蛤蚧粉 20 克，冰片、雄黄各 5 克。

—用 法—共研细末，用菜油调匀涂阴道壁，每日 1 次。

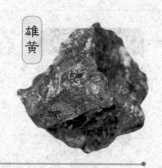

雄黄

—功 效—清热止痛，解毒杀虫。

—主 治—适用于霉菌性阴道炎。

民间验方二

—组 成—蛇床子、百部、苦参、白鲜皮、鹤虱、蒲公英、地丁、黄柏各 30 克，川椒 15 克，枯矾 10 克。

—用 法—将上药浓煎成 500 毫升药液作为阴道冲洗液，每日 1 次，每 6 次为 1 疗程。

—功 效—清热利湿，抗菌消炎。

—主 治—适用于各类型阴道炎。

民间验方三

—组 成—蛇床子 30 克，黄柏、苦参各 12 克，雄黄、鹤虱各 10 克。

—用 法—每日 1 剂，加水 2500 毫升煎取溶液 2000 毫升，分 2 次外洗。

—功 效—清热燥湿，杀虫止痒。

—主 治—适用于老年性阴道炎，滴虫性阴道炎，霉菌性阴道炎，淋菌性阴道炎，外阴尖锐湿疣。

民间验方四

—组 成—去皮鸦胆子 20 个。

—用 法—将去皮鸦胆子洗净，加水适量，煎熟，取汁，将药汁倒入消毒碗内。用消毒的注射器将药汁注入阴道，每次约 30 毫升。症状轻者每日 1 次，症状重者每日 2~3 次。

—功 效—杀虫祛湿。

—主 治—适用于滴虫性阴道炎。

妇科验方

151

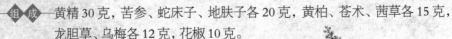

组 成——黄精30克，苦参、蛇床子、地肤子各20克，黄柏、苍术、茜草各15克，龙胆草、乌梅各12克，花椒10克。

用 法——上药分别加水2000毫升煎2次，去滓取汁，混匀后再加热。先熏洗阴部，待温后坐浴，并用消毒纱布浸药液深入阴道内洗出分泌物，每日3次，每剂可洗5~6次。

功 效——清热解毒，祛湿止痒。

主 治——适用于霉菌性阴道炎。

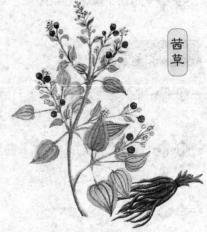

茜草

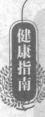

健康指南

❶ 保持良好的卫生习惯，保持外阴洁净，勤换洗内裤，注意消毒。

❷ 阴部瘙痒时，勿用力抓搔，勿用热水烫洗，以免烫伤。

❸ 治疗期间勿使用其他药物，禁房事。月经期禁止用药。

❹ 已婚夫妇同时治疗为好。

❺ 饮食宜清淡，多吃新鲜的水果、蔬菜等，忌食辛辣、油腻食物。忌烟酒。

❻ 治疗后应定期到医院进行复查。

宫颈糜烂

　　宫颈糜烂是指宫颈外口处的宫颈阴道部分，因分娩、流产或手术损伤宫颈后，细菌侵入引发感染所致的一种妇科常见疾病。中医学认为，此病属于带下病范畴，因气血亏虚、湿热下注阴部所致。临床主要表现为局部表面的鳞状上皮因炎症而丧失，很快被颈管的柱状上皮所覆盖，使这部分组织呈细微颗粒状的红色区。且常伴有白带增多，有时为淡黄色脓性白带，腰痛，盆腔下部坠痛，每月经前、排便及性交时加重等症状。

民间验方一

—组　成—新鲜鸡蛋1枚。

—用　法—将鸡蛋用消毒水洗净，取蛋清。将阴道用高锰酸钾溶液冲洗干净，将线扎纱布棉球蘸上鸡蛋清后塞入子宫颈口（并将扎棉球之线头留在阴道口以外，以利于棉球取出）。过5小时后取出，每日换1~2次。月经来潮时停止治疗。

—功　效—清热解毒，消肿。

—主　治—适用于宫颈糜烂并有出血者。

民间验方二

—组　成—新鲜无花果叶适量。

—用　法—将新鲜无花果叶用1盆水煎至半盆，趁热坐浴，每天1次。

—功　效—清热，解毒，生肌。

—主　治—适用于宫颈糜烂和慢性子宫颈炎。

无花果

民间验方三

—组　成—猪苦胆5~10个，石榴皮60克。

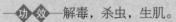—共研成细粉，用适量花生油调成糊状，装瓶备用。用前先以温开水清洗患部，清除子宫颈分泌物，再将有线的棉球蘸药塞入宫颈糜烂处，每日1次，连用多次。

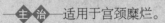—解毒，杀虫，生肌。

—主 治—适用于宫颈糜烂。

石榴

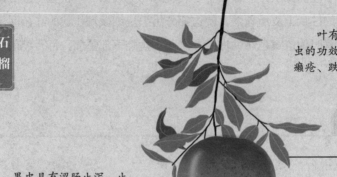

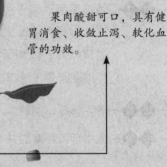

叶有收敛止泻、解毒杀虫的功效，可用于治疗泄泻、癞疮、跌打损伤等。

果皮具有涩肠止泻、止血、驱虫的功效，主要用于治疗久泻、久痢、便血、脱肛、崩漏、虫积腹痛等。

果肉酸甜可口，具有健胃消食、收敛止泻、软化血管的功效。

健康指南

❶ 注意经期、妊娠期及产后期等各期的卫生保健。

❷ 平时应注意性生活的卫生，避免不洁性交。治疗期间禁房事。

❸ 保持外阴清洁，尽量淋浴，避免盆浴。

❹ 严重者，可采取手术治疗。

❺ 术后饮食要清淡，不宜吃生冷、辛辣和刺激性食物。

❻ 术后如果大量出血，应该及时到医院就诊。

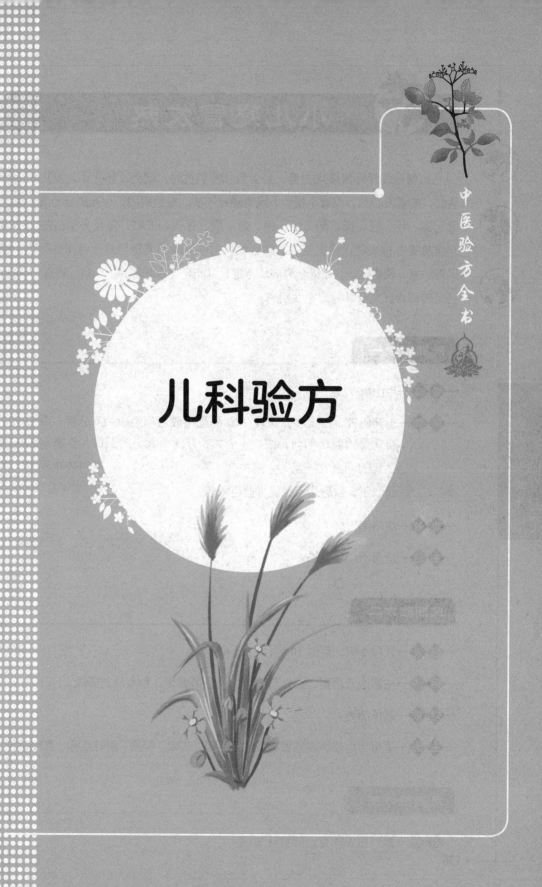

儿科验方

小儿感冒发热

　　儿童对外界环境适应力差，当受到外邪袭扰时，就会发热。小儿发热时面红唇红，或者五心热，或者小便少，或者烦躁不安。根据病因，小儿热分为表、里、虚、实、壮、昼、夜、潮、惊、积、余、烦、骨蒸、五脏，以及表里俱热或半表半里热等各种表现，情况复杂。感冒发热由外部风邪袭侵导致，可伴有呕吐、惊风等风寒、风热症状。如果一直高热不退，可能会导致腮腺炎、风疹、肺炎、哮喘，甚至转移为肝炎等其他病毒性疾病。

民间验方一

组成 生山栀 9 克。

用法 上药研碎，浸入少量浓度 70％ 的酒精或白酒中 30~60 分钟，取浸泡液与适量的面粉和匀，做成 4 个如 5 分硬币大小的面饼，临睡前贴压于患儿的涌泉穴（双）、内关穴（双），外包纱布，再用胶布固定，次晨取下，以患儿皮肤呈青蓝色为佳。

功效 清热泻火。

主治 适用于小儿发热。

民间验方二

组成 葱白 2 根，豆豉 10 克，白米 40 克。

用法 按常法煮白粥，临熟前下葱白及豆豉调匀，稍煮片刻即成。

功效 散风清热。

主治 适用于小儿风热感冒之发热、头痛、咳嗽、咽痛、眼球红赤、鼻流黄涕。

民间验方三

组成 鲜芦根 100 克，鲜竹叶 50 克。

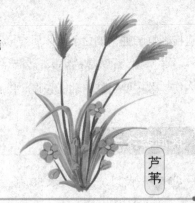

—用 法—将鲜芦根和鲜竹叶用水煎至 1 碗服下。

—功 效—清热泻火。

—主 治—适用于高热不退。

芦苇

—组 成—鲜橄榄 30 克，生萝卜 250 克。

—用 法—洗净，萝卜切片，水煎，去渣。代茶饮。

—功 效—清热解毒。

—主 治—适用于小儿流行性感冒。

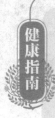健康指南

❶ 治疗时应视小儿症状、程度、年龄来增减或选择用药。

❷ 患儿应卧床休息，多饮水。

❸ 患儿饮食宜清淡易消化，富含维生素。

❹ 只是低热的情况下，最好采取物理降温。可将冷毛巾敷在患儿的额头、手腕等处。如果体温超过 38.5℃，应考虑服用退热药或就医。

小儿咳嗽

咳嗽是小儿肺部疾患中的一种常见疾病。有声无痰为咳，有痰无声为嗽，有声有痰则称咳嗽。一年四季均可发病，但以冬春为多。外界气候冷热的变化常能

直接影响肺脏，加之小儿体质虚弱，很容易患病。

中医认为，咳嗽的病因分外感、内伤两类。外感咳嗽主要由六淫侵袭肺系所致，内伤咳嗽主要由脏腑功能失调，内邪干肺所致。

民间验方一

— 组 成 —鸭梨 3 个，大米 50 克。

— 用 法 —先将鸭梨用水洗净，然后放在适量的水中煎煮半小时，将梨渣捞去不用，然后再加入米粥。趁热食用。

— 功 效 —适用于润肺清心，消痰降火。

— 主 治 —适用于小儿肺热咳嗽。

民间验方二

— 组 成 —大蒜 60 克，白糖适量。

— 用 法 —将大蒜去皮，切碎，加冷开水 300 毫升，浸泡 10 个小时，滤取清液，加白糖少许。5 岁以上每次服 15 毫升，5 岁以下减半，每 2 小时服用 1 次。

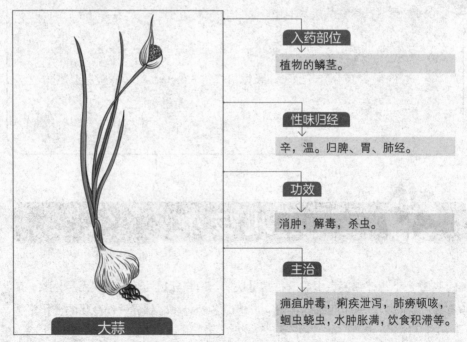

大蒜

入药部位

植物的鳞茎。

性味归经

辛，温。归脾、胃、肺经。

功效

消肿，解毒，杀虫。

主治

痈疽肿毒，痢疾泄泻，肺痨顿咳，蛔虫蛲虫，水肿胀满，饮食积滞等。

—功 效—止咳祛痰。

—主 治—适用于小儿百日咳。

民间验方三

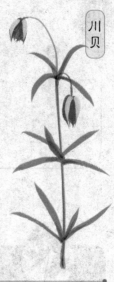

川贝

—组 成—川贝、鹿茸血末各 10 克，冰糖 50 克，雪梨 1 个。

—用 法—将梨去皮切片，川贝、鹿茸血末面撒在中间，文火
炖熟后，加入冰糖，待溶化后，每天分 3 次将汁饮下，
并食梨片。

—功 效—清肺，宁嗽，化痰。

—主 治—适用于小儿咳嗽。

民间验方四

—组 成—猪胆汁（1 个胆所含的量）。

—用 法—将胆汁放铁锅中用文火炼 4 小时，取出研末。1 岁以下服 0.5 克，1~2
岁服 1.5 克，均加炒熟的面粉少许，分成 14 包，早晚各服 1 包，7 日服完。
2 岁以上药量酌增。

—功 效—泻热润燥，清心肺火。

—主 治—适用于小儿百日咳。

民间验方五

—组 成—天冬、麦冬各 60 克，瓜蒌仁、蒸百部各 30 克，橘红、竹茹、天竺黄
各 15 克，白糖或冰糖 90 克。

—用 法—上药浓煎 3 次，去渣取汁，以白糖（或冰糖）收膏。每服 1 匙，每日
3~4 次，开水冲服。

—功 效—清热化痰，润肺止咳。

—主 治—适用于百日咳。尤其百日咳痉挛期，效果更佳。

儿科验方

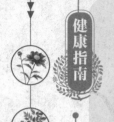

① 要充分休息，可在户外进行适当活动，但空气要新鲜，避免烟尘异味等不良刺激。

② 应供给患者易消化饮食，忌鱼腥海鲜等食品。

③ 患儿病后可获对百日咳的持久免疫力。

④ 平时注意保护易感儿，可注射预防针及服用预防药。

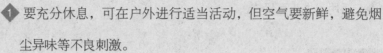

小儿肺炎

　　小儿肺炎是小儿肺部疾患中常见的一种病症，由急性上呼吸道感染或支气管炎向下蔓延引起。中医认为，此病多由痰热闭肺、邪热闭肺所致。临床表现为发热、咳嗽、流涕、食欲差，或伴有呕吐、腹泻、喘憋、鼻翼煽动、口唇发绀、肺部呼吸音减低、两肺有固定的中小水泡音等。重者可表现为呼吸困难、心率加快、肝大等。除肺部的炎症性病变外，可累及全身其他系统，最主要的是因为缺氧及细菌或病毒的毒素引起心血管、神经、消化系统功能紊乱及酸中毒。如延误诊断治疗时间，常可导致生命危险。

民间验方一

组　成——地胆草 50 克，吊兰花（鲜品）40 克，甘草 10 克。

用　法——吊兰花洗净切段，加另两味药，水煎内服，每日 1 剂，每剂服 3 次。

功　效——止咳，消炎，润肺。

主　治——适用于小儿气管炎及肺炎等症。

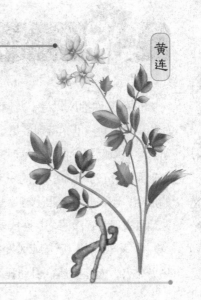

黄连

—组 成—黄芩、黄连、大黄各10克。

—用 法—共研细末，用热酒调成糊状，涂敷在
前胸剑突部，约2小时去药，重者可
换药再敷。

—功 效—清热燥湿，泻火解毒。

—主 治—适用于肺炎高热者。

民间验方三

—组 成—大黄1克，贝母10克。

—用 法—上2味药为散，蜂蜜调和，白开水冲服。

—功 效—泻热解毒，润肺泻火。

—主 治—适用于预防和治疗初生小儿肺炎。

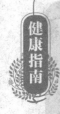

健康指南

1 卧床休息，经常变换体位以利排痰。

2 保持室内空气新鲜及适当温度、湿度，保持环境清洁卫生、清
爽整洁。

3 食用利于消化的流质饮食，少食多餐，同时注意补充维生素等
多种营养物质。

4 家中如有呼吸道感染的病人，应注意避免与易感儿接触，以防传染。

5 加强小儿身体锻炼，增强抗病能力。

6 如起病急或病情重，应立即送医院治疗。

儿科验方

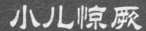

小儿惊厥

惊厥又称抽风，是小儿时期较常见的紧急症状，各年龄小儿均可发生，尤以6岁以下儿童多见，特别多见于婴幼儿，多由高热、脑膜炎、脑炎、癫痫、中毒等所致。惊厥反复发作或持续时间过长，可引起脑缺氧性损害、脑肿，甚至引起呼吸衰竭而致死亡。本病初发的表现是意识突然丧失，同时有全身的或局限于某一肢体的抽动，还多伴有双眼上翻、凝视或斜视，也可伴有吐白沫和大小便失禁。而新生儿期可表现为轻微的全身性或局限性抽搐，如凝视、面肌抽搐、呼吸不规律等。

中医学认为惊厥是惊风发作时的证候，主要由外感风温邪气、湿热疫疠之气，热极化火，火盛生痰，引动肝风所致，即热、痰、惊、风相互影响，引发此病。

民间验方一

—**组成**——活蚯蚓1条，生吴茱萸7克，白芥子3克，米醋适量。

—**用法**——将吴茱萸、白芥子混合研为细末，与蚯蚓共捣烂，再加米醋调成膏状。取药膏贴于患儿脐中及足心（涌泉穴）上，外盖纱布，用胶布固定，每日换药1~2次。

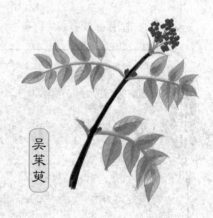

吴茱萸

—**功效**——息风化痰，镇惊。

—**主治**——适用于小儿惊厥，四肢抽搐，牙关紧闭，高热神昏。

民间验方二

—**组成**——赤蜈蚣（炙）1条，僵蚕、南星（炮）各3克，麝香0.3克，猪牙皂角（略炒存性）6克，生姜汁少许。

—**用法**——上药共研极细末，储瓶备用，勿泄气。以手蘸生姜汁及药末少许搽牙，或用姜汁调药末呈稀糊状，滴入口内 2~3 滴。

—功效—通窍开关。

—主治—适用于小儿惊风，牙关紧急。

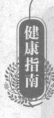

健康指南

❶ 保持住处的安静，避免带患儿去嘈杂的场所，以免对患儿造成 刺激。

❷ 患儿惊厥发作时，不要惊慌，应该立即将患儿平卧，并将头偏于一侧，保证患儿口腔中的分泌物及时流出，以免引起窒息。

❸ 在上、下磨牙间安放牙垫等，以防患儿咬伤舌头。

❹ 如果患儿出现窒息，应该立即进行人工呼吸。

小儿痢疾

痢疾是一种由痢疾杆菌引起的肠道传染病。中医认为，此病主要由外感时邪疫毒，侵入肠胃，阻滞气血所致。痢疾杆菌可随食物通过污染的手、玩具、餐具等进入胃肠道，引起小儿痢疾。多见于 2~7 岁平素营养好、体格健壮的儿童，好发于夏秋季。表现为突起高热、面色苍白、四肢冰凉、嗜睡、精神萎靡或惊厥等。小儿痢疾的特点是起病急骤，感染中毒症状严重，病情恶化快，病死率高。

民间验方一
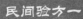

—组成—绿豆 3 粒，巴豆 10 粒，枣 2 枚。

—用法—将绿豆、巴豆用布包好捣成细末，加枣肉共捣烂如泥。贴于肚脐眼的下部。

—功效—清热解毒。

—主治—适用于小儿痢疾。

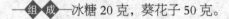

民间验方二

——组 成——冰糖 20 克，葵花子 50 克。

——用 法——先用开水冲烫葵花子，然后放入锅中煮 1 小时，最后加入冰糖。服汤，每日服用 2~3 次，可连续服用。

——功 效——清热利湿。

——主 治——适用于小儿血痢之腹痛下坠，恶心。

民间验方三

——组 成——生大黄、木香、焦山楂、枳壳、黄柏、槟榔各 10 克，黄连 3 克。

——用 法——每日 1 剂，水煎频服。

——功 效——清热燥湿，破气消积。

——主 治——适用于小儿急性菌痢。

——加 减——发热者，加葛根、鸡苏散；
赤多白少者，加秦皮、白头翁；
白多赤少者，加苍术、川朴、藿香。

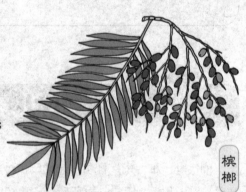

槟榔

民间验方四

——组 成——乌梅、艾叶、川椒、赤石脂、干姜、黄连各 9 克，槟榔、黄芩各 15 克。

——用 法——上药所用剂量根据患儿年龄而定，以一定量水浸泡药 5 分钟。用武火煎开，改文火煮 20 分钟，煎取药液少量频服，每日 1 剂，水煎服。幼儿可分数次服完。

——功 效——燥湿运脾，导滞清痢。

——主 治——适用于小儿急性细菌性痢疾。

中医验方全书

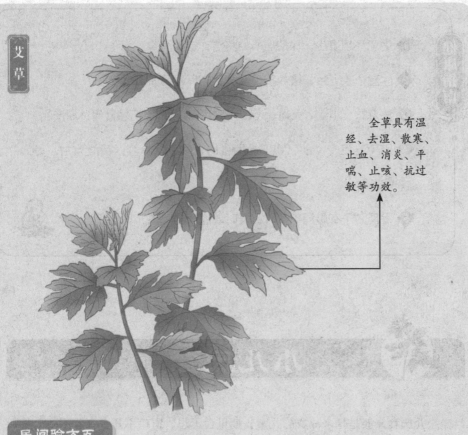

艾草

全草具有温经、去湿、散寒、止血、消炎、平喘、止咳、抗过敏等功效。

民间验方五

—组 成— 车前 60 克。

—用 法— 全草煎水服，每日 1 次。

—功 效— 清热除湿，止泻。

—主 治— 适用于细菌性痢疾。

民间验方六

—组 成—鲜小苦瓜 5 条。

—用 法—先将苦瓜洗净后榨成汁，然后进行过滤即可，每日服用 1~2 次。

—功 效—清热，解毒，祛湿。

—主 治—适用于小儿红、白痢疾。

① 注意环境卫生，保持居所的整洁，定期消毒。

② 注意个人卫生，培养孩子勤洗手的良好习惯。

③ 注意饮食卫生，灭蝇、灭蚊、灭蟑螂。同时，切忌食用过期产品。

④ 避免吃生冷、油腻和不易消化的食物，饮食应以清淡为主，多喝开水。

⑤ 发现孩子有腹泻症状时，及时就医，早隔离，早治疗。

小儿厌食

　　小儿厌食一般是指 1~6 岁的儿童长期见食不思、胃口不开、食欲不振，甚则拒食的一种病症。该病主要是由于喂养不当，损伤肠胃功能而引起的。厌食患儿一般精神状态均较正常，若病程过长，就会出现面黄倦怠、形体消瘦等症状。中医学中称本病为"纳呆"，脾胃气虚或气滞，就会引发此症。

民间验方一

—组 成—黄芪、白术、茯苓、黄精各 3 克，陈皮、青黛各 2 克，炙鸡内金、炙甘草各 1 克。

—用 法—每日 1 剂，水煎，分 2~3 次服。

—功 效—健脾益气，和胃消食。

—主 治—适用于脾虚厌食。

—组 成—白术、生谷芽、生麦芽、焦山楂各 10 克，神曲 9 克，枳实、陈皮各 6 克。

—用 法—每日 1 剂，水煎服。服 10 剂为 1 疗程。

—功 效—健脾和胃，行气导滞。

—主 治—适用于小儿厌食症。

民间验方三

—组 成—芦荟 1 克，胡黄连 2 克，苍术 6 克，使君子、党参、山楂各 8 克。

—用 法—上药水煎 2 次，混合药液约 100 毫升，加少许蔗糖，分多次频服，每日 1 剂，5 剂为 1 疗程。

—功 效—健脾清热，杀虫消积。

—主 治—适用于小儿厌食症。

民间验方四

—组 成—藿香、半夏、厚朴、山楂、神曲、鸡内金、砂仁各 6 克，茯苓 10 克，甘草 3 克。

—用 法—每日 1 剂，水煎 2 遍，分 4~6 次服。

—功 效—消食和胃，化浊运脾。

—主 治—适用于食滞厌食。

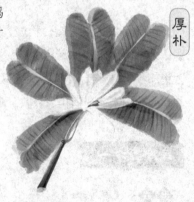

厚朴

民间验方五

—组 成—西红柿数个。

—用 法—洗净，用开水泡过去皮，去籽，用干净纱布挤汁，每次服用 50~100 毫升，每日 2~3 次，汁中不要放糖。

—功 效—健脾开胃。

主治 适用于小儿厌食。

健康指南

① 培养孩子科学的饮食习惯，保证孩子一日三餐按时按量进食。不宜让孩子吃得过饱，也不宜让孩子过饥。

② 不要让孩子吃太多零食，尤其是油炸和肥腻食物，以免影响食欲。

③ 让孩子多运动，增强胃肠蠕动，促进食欲。

④ 可以适当吃一些健胃消食片和助消化剂，严重顽固性厌食症应就医治疗。

中医验方全书

消化不良

消化不良主要是指食物进入体内不能完全消化，而无法吸收的一种病症。中医认为，消化不良属于胃痞、腹痛、呕吐等范畴。轻者一般没有痛苦，仅仅表现为腹部不适；重者可出现大便次数增多，便下稀水呈蛋花样，食欲减退，腹胀等，并且因食物未完全消化、吸收，身体长期得不到充足的营养就会体形消瘦。

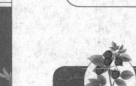

民间验方一

组成 苹果1个。

用法 将苹果洗净去皮，切片，放碗内加盖，放入锅中蒸熟，捣烂如泥。喂食。

功效 补心益气，生津止渴，健脾和胃。

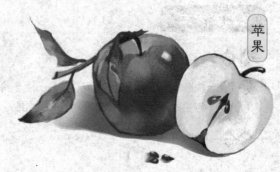

苹果

主治——适用于小儿消化不良。

组 成——山楂片 20 克，大枣 10 枚，鸡内金 2 个，白糖少许。

用 法——先将山楂片及大枣烤焦至黑黄色，然后再加鸡内金、白糖煮水。频频温服，每日服用 2~3 次，连续服用 2 天。

功 效——健脾止泻，消食化滞。

主 治——适用于小儿不思饮食，腹胀，手足心热，头发干枯，大便干燥或稀溏。

民间验方三

组 成——鹅鸪菜干品、鸡内金各适量。

用 法——共研为细末备用。每次 3 克，每日服 2 次，开水冲服。

功 效——消食化积。

主 治——适用于食欲不振，消化不良。

民间验方四

组 成——大葱 1 根，鲜姜 30 克，茴香粉 15 克。

用 法——葱、姜洗净，切碎捣烂如泥，加入茴香粉搅拌均匀后，炒至温热（不伤皮肤为度）。以纱布包好，敷于脐部，每日 1~2 次，直至痊愈。

功 效——温中健胃，扶脾散瘀。

主 治——适用于小儿消化不良，食少腹胀。

民间验方五

组 成——山楂（去核）、山药、白糖各适量。

用 法——先将山楂、山药洗净后蒸熟，等凉后加白糖搅拌均匀，压成薄饼

儿科验方

即可。

—功 效—健脾消食，和中止泻。

—主 治—适用于小儿脾虚久泻，食而腹胀，不思饮食，消化不良。

健康指南

1 培养孩子细嚼慢咽的用餐习惯。食物咀嚼得越细，越易于胃肠道消化，越不容易引起消化不良。

2 不要让孩子吃太多零食，尤其是油炸和肥厚食物，以免增加胃肠消化负担。

3 注意饮水的时间，餐前一小时适合饮水，餐后不应饮水，否则会降低胃消化食物的能力。

4 注意胃部的保暖，胃部受凉就容易引起胀气等问题。

儿童多动症

　　儿童多动症，又称脑功能轻微失调或轻微脑功能障碍综合征。表现为注意力不集中，持续性活动过多，情绪不稳定等。本病男孩多于女孩，尤其早产儿多见。多在学龄期发病，其病因有人认为与难产、早产、脑外伤、颅内出血、某些传染病、中毒等有关，也有人认为与环境污染、遗传等有关。中医认为心脾两虚、肝阳上亢、湿热内蕴是其主要病因病理。

组 成──生牡蛎、珍珠母、女贞子各15克，白芍、枸杞子、夜交藤各10克。

用 法──将上药加水浸泡1小时，煎2次，每次20分钟。将2次煎出的药液混合，每日1剂，分3次服。

功 效──平肝潜阳，养肾健脾。

主 治──适用于小儿抽动症，如挤眼、眨眼、耸肩、摇头、手足多动等。

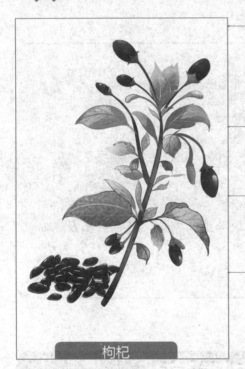

枸杞

入药部位

植物的干燥成熟果实。

性味归经

甘，平。归肝、肾经。

功效

滋肝补肾，益精明目，润肺。

主治

虚劳精亏，血虚萎黄，腰膝酸痛，眩晕耳鸣，内热消渴，目昏不明等。

民间验方二

组 成──九节菖蒲15克，炙远志4.5克，生龙骨、生牡蛎各30克，琥珀2克（研末吞服）。

用 法──每日1剂，水煎，分2~3次服。

功 效──镇心安神，益智开窍。

主 治──适用于小儿多动症。

儿科验方

组 成 鹿角粉（冲服）、益智仁各 6 克，熟地 20 克，砂仁 4.5 克，生龙骨 30 克，炙龟板、丹参各 15 克，石菖蒲、枸杞子各 9 克，炙远志 3 克。

用 法 每日 1 剂，水煎。连服 2 个月为 1 疗程。

功 效 培补精血，调整阴阳，开窍益智。

主 治 适用于小儿多动症。

健康指南

1 父母要保持平和的心态，对患儿不应责罚、打骂，要有耐心，关心、爱护孩子，给予适当的管理，培养其良好的生活习惯。

2 为患儿补锌、硒，可以多提供鱼、瘦肉、鸡蛋、花生、奶制品等食物，也可适当服用锌剂。

3 稳定患儿情绪，亲切温柔地与患儿交谈，引导患儿表达心声。

小儿佝偻病

佝偻病又名维生素 D 缺乏性佝偻病，是一种以骨骼病变为主要特征的营养性疾病，主要因婴幼儿、儿童、青少年体内维生素 D 不足而造成钙、磷代谢紊乱所致。主要表现为夜间哭闹、易激惹、多汗、枕秃、生长迟缓、骨骼畸形，如鸡胸、肋骨串珠、X 型腿、O 型腿等。中医学认为本病属于五迟、汗证、夜啼、鸡胸等范畴，多由于先天禀赋不足、乳食失调、复感疾病，而致脾肾虚亏，骨质柔弱，甚至畸形。

民间验方一

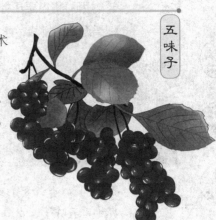

五味子

—组成—毛蚶壳（瓦楞子）、龙骨各 30 克，苍术
9 克，五味子 3 克。

—用法—先煅毛蚶壳，然后与诸药共研为细末。
每次 1.5 克，每日 3 次，连服 1~2 个月。

—功效—健脾燥湿，补肾壮骨。

—主治—适用于小儿佝偻病。

民间验方二

—组成—鸡蛋皮适量。

—用法—将鸡蛋皮洗净，烤干，研粉过极细筛。1 周岁以下每次服 0.5 克，1~2
岁每次服 1 克，每日 2 次。

—功效—制酸补钙。

—主治—适用于钙质缺乏引起的手足搐搦症、佝偻病。

民间验方三

—组成—海蛤壳、甘草各适量。

—用法—将海蛤壳、甘草研成粉末，开水冲服。用量以每次 3~5 克最佳，每天
分 2~3 次服用。

—功效—健脾壮骨。

—主治—适用于小儿佝偻病。

民间验方四

—组成—生板栗 500 克，白糖 250 克。

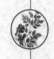

儿科验方

用 法——先将板栗放锅内加水煮半小时，待凉，剥去皮，放在碗内再蒸 40 分钟，趁热用勺将板栗压拌成碎泥，加入白糖搅匀。以塑料瓶盖或其他模具把栗泥做成饼状，摆在盘中即成色味俱佳的食品。可供患儿经常食用。

功 效——养胃，补肾，强筋。

主 治——适用于小儿多病体虚，筋骨不健，软弱无力。

民间验方五

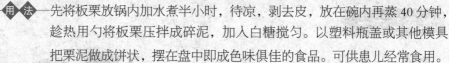

太子参

组 成——珍珠贝 30 克，太子参 9 克，苍术、熟地、五味子、女贞子各 6 克。

用 法——上药共研为细末，或水煎。每次服 1 克，每日 3 次，连服 2 个月；或上药每日 1 剂，水煎，分 3 次服。

功 效——补肾益脾。

主 治——适用于小儿佝偻病。

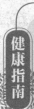

健康指南

1 加强营养，进食富含维生素 D 的食物，如鸡蛋黄、牛奶、肝脏等。多晒太阳（每天至少 1~2 小时）或人工照射紫外线。

2 置患儿俯卧位，每天 2~3 次，1 次至少 30 分钟，可以预防患儿胸部畸形。

3 孕妇及乳母应加强个人饮食营养。应母乳喂养，如果母乳不足，应及时增加含维生素 D 的辅食。可用市售浓鱼肝油，连续服用 1 年。

4 婴儿若患有胃肠道疾患、肝病等，应及时治疗，以免影响对维生素 D 的吸收。

中医验方全书

⑤ 口服鱼肝油丸，夏季可减小剂量，但不能停服，否则冬季儿童会拒服。

⑥ 补充维生素 D 应适量，过量会中毒，必要时停服。

⑦ 家长应避免患儿受外伤。

小儿腮腺炎

流行性腮腺炎是腮腺炎病毒引起的急性呼吸道传染病。早期病人和隐性患者均为传染源。主要通过空气飞沫传播，唾液及污染的衣物亦可传染。易感人群为儿童及青少年。全年均可发病，冬、春季为流行高峰。患儿可先有发热、倦怠、肌肉酸痛及结膜炎、咽炎症状，1~2 天内出现耳下疼痛，继之腮腺肿大。部分患儿仅有颌下腺、舌下腺肿大而无腮腺肿大，部分患儿可并发脑膜炎、胰腺炎、睾丸炎和心肌炎而出现相应症状。中医上，流行性腮腺炎被称作"痄腮"，主要由外感风温邪毒所致。邪毒壅阻少阳经脉，气血上攻，凝滞耳腮部。本证着重于清热解毒，如病情甚重，则应着重于清肝泻火、息风开窍。

民间验方一

—组 成— 仙人掌、蒲公英各 50 克。

—用 法— 先将仙人掌去皮，蒲公英洗净，两药共捣成泥状，包于患处，每日换药 2 次。

—功 效— 清热解毒，行气活血。

—主 治— 适用于急性腮腺炎。

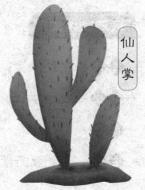

仙人掌

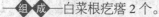
民间验方二

—组 成—白菜根疙瘩 2 个。

—用 法— 1 个煎水内服，1 个捣烂外敷，每日更换 1 次。

—功 效—清热，化瘀。

—主 治—适用于小儿痄腮。

民间验方三

—组 成—陈醋、大蒜（去皮）各适量。

—用 法—醋与蒜共捣成糊。涂患处，每天 2 次，现捣现敷，直至炎症消退为止。

—功 效—消积解毒。

—主 治—适用于流行性腮腺炎及一般痈肿。

民间验方四

—组 成—成熟大黄瓜 1 条，明矾适量。

—用 法—将黄瓜切开顶端，剜去瓜瓤、种子，填满明矾，仍以原瓜盖盖牢，挂于阴凉通风处。数天后，瓜皮上不断冒出白霜，用鹅毛扫下，装瓶待用。用时以细塑料管蘸药吹于喉侧病体，每日 2~3 次。

—功 效—清热解毒，通阳利水。

—主 治—适用于咽喉肿痛，扁桃体炎。

民间验方五

—组 成—胡椒粉 1 克，白面 8 克。

—用 法—以温水共调成糊状，涂纱布上。敷患处，每日更换 1 次，连用数日可愈。

—功 效—消积解毒。

—主 治—适用于流行性腮腺炎之红肿。

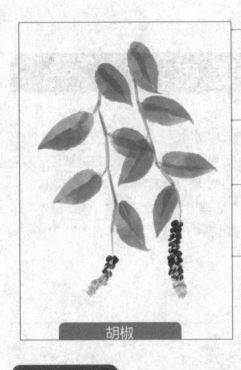

入药部位

植物的干燥果实。

性味归经

辛，热。归胃、大肠经。

功效

温中散寒，健胃止痛。

主治

脾胃虚寒，脘腹冷痛，食欲不振，胃脘闷痛等。

胡椒

民间验方六

—组 成— 新鲜白头蚯蚓 6 条，白糖适量。

—用 法— 将蚯蚓弃去泥土（切勿用水冲洗），放于碗中，加白糖搅拌，约半小时即成糊状。用纱布蘸其黏液贴敷患处。3~4 小时换药 1 次，换药前用盐水洗净患处。

—功 效— 清热解毒，退热止痛。

—主 治— 适用于小儿痄腮之高热，肿势较重。

健康指南

❶ 患者应卧床休息，隔离至腮腺完全消肿为止。

❷ 家人应给流质或半流质饮食，忌食坚硬和酸辣食物。

❸ 患者注意口腔清洁卫生，多饮水。

❹ 本病一般预后良好，如有并发症，应及时送医院治疗。

小儿遗尿

一般来说，3~4 岁的孩子已经可以自行控制排尿，如果 5~6 岁的孩子在睡眠时还会不自主地排尿，而且每周 2 次以上遗尿并持续达 6 个月，那就被认定为患有"遗尿症"，主要表现除夜间尿床外，还常伴有尿频、尿急、排尿困难等症。病因较复杂，西医认为与大脑皮层发育、心理因素、睡眠因素、遗传因素、环境因素等都有关系。中医认为，本病主要由脾肺气虚、肾气不足、下元虚冷等所致。

民间验方一

组 成——葱白 7~8 根，硫黄 50 克。

用 法——将葱白、硫黄拌匀后共捣出汁。睡前将其敷于肚脐上，白天则将其取下，连续敷 3 夜即可治愈。

功 效——补阳助火。

主 治——适用于小儿遗尿症。

民间验方二

组 成——益智仁、白果各 100 克，炒山药、乌药各 30 克，桑螵蛸 40 克，补骨脂 15 克。

用 法——共为细末，每次可服 10 克，每日两次，早晚温开水冲服，幼儿剂量酌减。

功 效——补益肾气，温暖下元。

主 治——适用于小儿遗尿症。

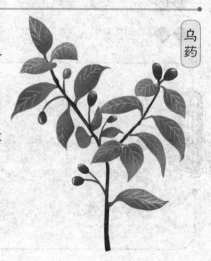

乌药

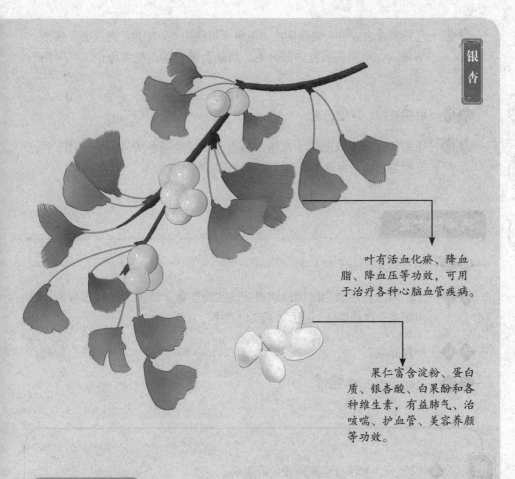

叶有活血化瘀、降血脂、降血压等功效，可用于治疗各种心脑血管疾病。

果仁富含淀粉、蛋白质、银杏酸、白果酚和各种维生素，有益肺气、治咳喘、护血管、美容养颜等功效。

民间验方三

—组 成—韭菜籽、白面粉各适量。

—用 法—首先将韭菜籽研成细粉，然后再放入少许白面，加水揉作饼蒸熟即可食用。

—功 效—温肾壮阳。

—主 治—适用于小儿肾气不足而遗尿。

民间验方四

—组 成—乌龟1只，葱、姜、盐、酱油各适量。

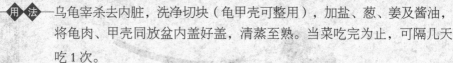

—用 法—乌龟宰杀去内脏，洗净切块（龟甲壳可整用），加盐、葱、姜及酱油，将龟肉、甲壳同放盆内盖好盖，清蒸至熟。当菜吃完为止，可隔几天吃1次。

—功 效—滋阴补血，理虚止遗。

—主 治—适用于3周岁以上的小儿睡熟后自己不能控制小便，经年累月不愈，见面色苍白、食欲不振、精神委顿、怕冷。

民间验方五

—组 成—何首乌、五倍子各3克。

—用 法—上药研末，用食用醋调成软膏状。临睡前敷于脐部，以纱布覆盖，胶布固定，次晨取下，连用5夜为1疗程。

—功 效—补肾固涩。

—主 治—适用于小儿遗尿症。

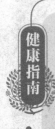

健康指南

❶ 积极预防和治疗引起遗尿的原发病。

❷ 白天不宜过度玩闹，以免疲劳贪睡。

❸ 日间鼓励多饮水，减少排尿次数，增加膀胱容量。

❹ 每日晚饭后要控制饮水量。

❺ 临睡前提醒患儿起床排尿，睡后按时唤醒排尿1~2次，从而使患儿逐渐养成自行排尿的习惯。

❻ 耐心教育，鼓励患儿消除怕羞、紧张情绪，建立战胜疾病的信心。

中医验方全书

小儿麻痹症

　　小儿麻痹症即脊髓灰质炎，是由脊髓灰质炎病毒引起的中枢神经系统的急性传染病。脊髓前角运动神经细胞受损严重，可出现肢体弛缓性瘫痪，多见于小儿。瘫痪出现以前，患儿可有发热、咽痛、厌食、腹泻、多汗、全身软弱、肢体疼痛等症状。瘫痪期出现肢体不对称性、弛缓性瘫痪，多见于单侧下肢，感觉无障碍，腱反射消失。若病变损害延髓，可出现呼吸衰竭和循环衰竭。中医认为，本病多由风、湿、热等时行疫毒侵体，损及肝肾所致，所以治疗以活血行气、通经活络为主。

民间验方一

—组　成—黄芪60克，归尾12克，赤芍、地龙各9克，川芎、桃仁各6克，红花3克。

—用　法—水煎服。

—功　效—活血行气，通行经络。

—主　治—适用于小儿麻痹后遗症。

民间验方二

—组　成—桑枝、丝瓜络各15克。

—用　法—水煎服。

—功　效—通经活络。

—主　治—适用于小儿麻痹症。

丝瓜

民间验方三

—组　成—金银花藤、野菊花、络石藤、海风藤各30克。

—用　法—煎服1次。

—功　效——消肿解毒，疏风通络。

—主　治——适用于小儿麻痹症。

风藤

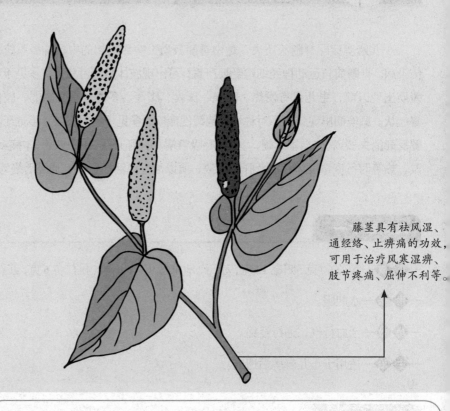

藤茎具有祛风湿、通经络、止痹痛的功效，可用于治疗风寒湿痹、肢节疼痛、屈伸不利等。

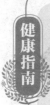

健康指南

❶ 出现早期瘫痪的患儿，应绝对卧床休息，疼痛消失后，才可进行按摩与针灸治疗。

❷ 患肢只能进行轻度活动，而肌力较差者，可助其做伸屈、外展、内收等被动动作。

❸ 在本病流行季节勿带儿童到公共场所，并按期口服预防小儿麻痹症的减毒活疫苗糖丸。

❹ 若疑为本病，应尽早送医院诊治。

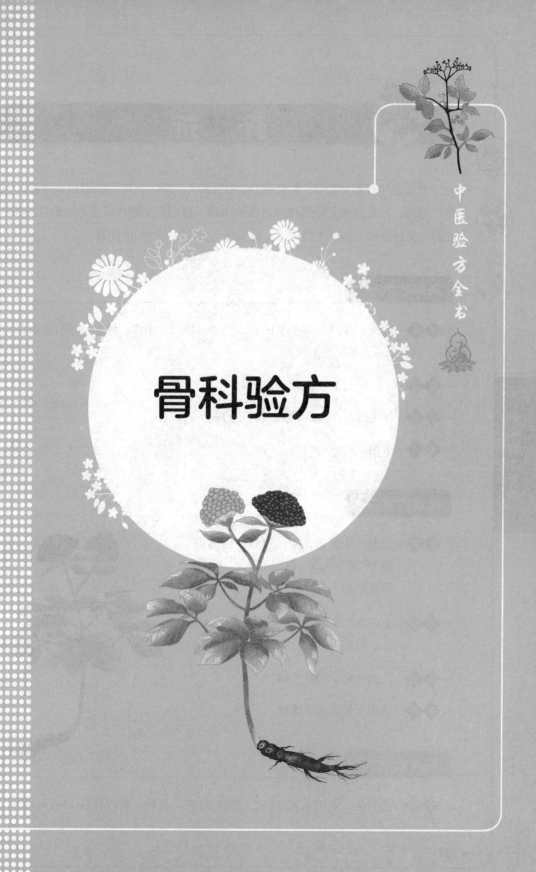

骨科验方

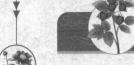

骨 折

骨折是一种常见的骨头折伤病症，中医称为折疡、折骨。常因跌仆、闪挫、负重、劳损，或是从高处坠落或摔打跌倒所致。根据病变症状可分为一般性骨折和粉碎性骨折两种，甚者疼痛难忍，骨头有凸状，皮肉组织瘀肿等。

民间验方一

—组 成—黄芪、当归、川芎各 15 克，党参、桃仁、木香、地龙、赤芍各 10 克，红花 6 克。

—用 法—1 日 1 剂，分 2 次，水煎服。

—功 效—补气活血，散瘀消肿，行气止痛。

—主 治—适用于骨折。

民间验方二

—组 成—三七、土鳖各 9 克，龙骨、自然铜各 15 克，乳香、没药各 5 克，云麝香 0.3 克。

—用 法—上药共为细末，装胶囊吞服，每次 1.5 克，每日 3 次。

—功 效—活血化瘀，消肿止痛。

—主 治—适用于骨折瘀滞疼痛。

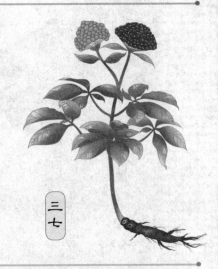

三七

民间验方三

—组 成—桑寄生、五爪龙各 30 克，防风 20 克，花粉、骨碎补各 15 克，当归、川断各 10 克，土鳖虫、乳香各 5 克。

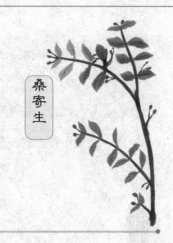

桑寄生

—用 法—每日 1 剂，水煎，分 2 次口服。

—功 效—活血通络，接骨续筋。

—主 治—适用于股骨干骨折中期。

民间验方四

—组 成—雪上一枝蒿粉 5~10 克，冬青叶粉 10~20 克，凡士林 10 克，白酒适量。

—用 法—上药调和，加开水适量调成糊状，摊纱布上，贴敷在髌骨骨折局部。1~2 天换药一次。

—功 效—消炎止痛，祛风除湿，接骨生新。

—主 治—适用于髌骨骨折。

—注 意 事 项—忌辛辣、油腻食物。

民间验方五

—组 成—全当归、大熟地、白芍、川芎、川断、补骨脂、淫羊藿、桑葚子、鸡血藤各 9 克，党参、黄芪各 6 克，秦艽、陈皮各 5 克。

—用 法—每日 1 剂，水煎服。

—功 效—补肝肾，健筋骨。

—主 治—适用于骨折后期。

民间验方六

—组 成—生龙骨、鸡蛋壳（炒黄）各 100 克，生黄芪、骨碎补、补骨脂、熟地、炒川断各 60 克，赤芍、桃仁、红花、当归各 30 克，川芎、苏土鳖、制乳香、制没药、木香各 15 克，生牡蛎 10 克。

用 法 上药共为细末，炼蜜为丸，每丸重9克。每次服1丸，每日2次。连服2个月为1个疗程。

功 效 补肾壮骨，益气养血。

主 治 适用于骨折愈合迟缓。

红花

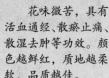

花味微苦，具有活血通经、散瘀止痛、散湿去肿等功效。颜色越鲜红，质地越柔软，品质越佳。

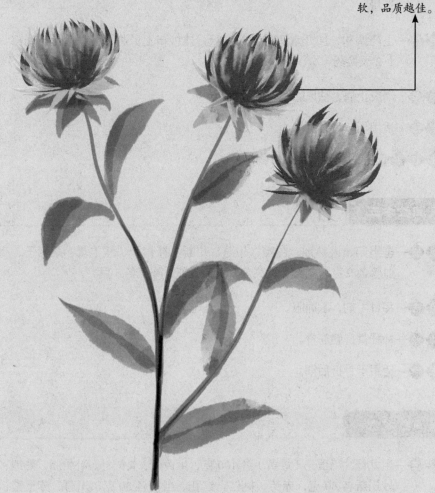

民间验方七

组 成——紫河车、黄芪各 30 克，川芎、红花、桂枝各 10 克，桃仁 5 克，地龙、守宫（壁虎）、当归各 15 克，炙马钱子 6 克，大黄（酒炙）12 克。

用 法——上药共研成细末，炼蜜为丸，每丸重 10 克。成人每日早、午、晚各服 1 丸，温米酒送服。儿童用量酌减，姜汤送服。

功 效——活血化瘀，舒筋活络。

主 治——适用于脊柱骨折。

注 意 事 项——忌辛辣、刺激性食物。

民间验方八

组 成——鲜杨梅树皮、熟糯米饭各适量。

用 法——两味共捣烂。敷于患处，日换 1 次。

功 效——消肿止痛。

主 治——适用于骨折。

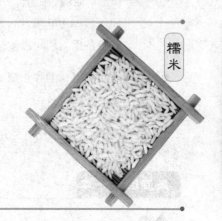

糯米

民间验方九

组 成——绿豆粉、杉木皮各适量。

用 法——绿豆粉新锅炒至紫色，井水调，厚敷，以杉木皮缚定。

功 效——清热，消肿。

主 治——适用于骨折。

民间验方十

组 成——藏红花 0.2 克，红花 6 克，香附 18 克，丹参 16 克，续断、泽兰、生地各 20 克。

用 法——以药物 10 倍量加水浸泡 4 小时后，煎煮 6 小时，过滤，浓缩成相当于原药量的 1∶1 浸膏。白糖磨成粉后过 100 目筛。浸膏、白糖粉、淀粉

骨科验方

按 1:1:2 的量用适量浓度 95％的酒精制成冲剂，过 100 目筛，包装成袋。按每千克体重 3 克冲服，每日 2 次。10 天为 1 疗程。

──功效──活血行气，消肿止痛，续筋接骨。

──主治──适用于小儿四肢新鲜骨折。

民间验方十一

──组成──当归、生地黄、赤芍、栀子、桑寄生、骨碎补、乌药各 500 克，川芎、红花、乳香、没药、莪术、延胡索各 250 克，血竭、白鸡肉、白芷、芦荟各 150 克，田七 125 克。

──用法──田七、血竭、栀子、芦荟打碎，白鸡肉煮熟，与其他药混匀，放入缸内，加入米酒 100 毫升，密闭浸泡 30 天后，压榨残液，静置澄清，过滤，装瓶备用。用时取适量外搽患处。

──功效──活血化瘀，消肿止痛。

──主治──适用于肋骨骨折。

──注意事项──皮肤损伤者忌用。

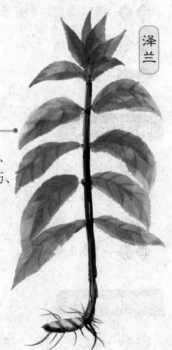

泽兰

民间验方十二

──组成──川红花、全当归各 12 克，秦艽、京赤芍、正川芎、泽兰叶、土鳖虫、炙乳香、炙没药、青皮各 10 克，降香、生香附各 8 克。

──用法──每日 1 剂，水煎服，早晚分服。

──功效──行气化瘀，活血止痛。

──主治──适用于四肢骨折早期。

民间验方十三

──组成──鸡蛋皮适量。

──用法──将鸡蛋皮洗净，烘干后碾成末。每服 15 克，日服 2 次。

—功效——制酸，止血，外用敛疮。

—主治——适用于骨折愈合迟缓。

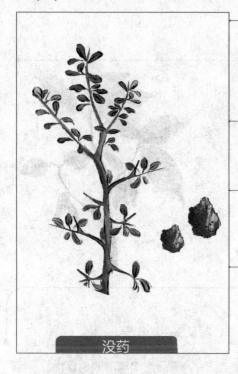

没药

入药部位

植物的胶树脂。

性味归经

苦，平。归肝、脾、心、肾经。

功效

活血止痛，消肿生肌。

主治

痛经，胸腹瘀痛，经闭，癥瘕，跌打损伤等。

民间验方十四

—组成——大蟹 2 只，白酒适量。

—用法——用瓦将蟹焙干研末。每服 20 克，以酒送服。

—功效——散瘀血，通经络，续筋接骨。

—主治——适用于跌打损伤。

民间验方十五

—组成——当归、桃仁、牛膝、络石藤、丹参、苏木、地鳖虫各 9 克，红花、川芎、乳香、没药、陈皮、枳壳各 4.5 克。

—用法——每日 1 剂，水煎服。

—功 效—活血化瘀，消肿止痛。

—主 治—适用于骨折初期瘀血内结。

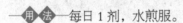**民间验方十六**

—组 成—当归、地鳖虫、骨碎补、川断、杜仲、
鸡血藤各9克，赤芍、白芍、川芎、红
花各4.5克，自然铜（煅）12克，牛膝、
接骨木各6克。

—用 法—每日1剂，水煎服。

—功 效—活血理气，接骨续筋。

—主 治—适用于骨折中期断端初步连接时。

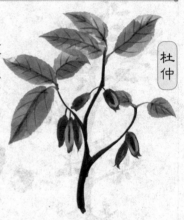

杜仲

健康指南

1 骨折初期不要活动，应卧床静养，听从医生的指导。

2 适当补充营养，多吃蔬菜、蛋类制品、水果、瘦肉等清淡的食物，
不能食用过多油腻的食物，如骨头汤、肥肉等。

3 保持稳定的情绪，使心情保持愉悦，切忌产生焦躁、暴怒等不良
的情绪。

急性腰扭伤

急性腰扭伤是一种常见的软组织损伤，常因姿势不正，用力不当或外力
撞击过猛所致。腰肌扭伤后一侧或两侧立即发生疼痛，有的则在受伤后半天
或隔夜才出现疼痛。症见腰部活动受限，静止时疼痛稍轻，活动或咳嗽时疼

痛较甚等。检查时局部肌肉紧张、压痛及牵引痛明显，无瘀肿现象（外力撞击者除外）。

民间验方一

组成 川芎 12 克，秦艽、甘草各 6 克，桃仁、红花、羌活、没药、当归、五灵脂（炒）、香附、牛膝、地龙各 9 克。

用法 每日 1 剂，水煎服。煎后药渣中加入适量醋和水，煮沸待温后熏洗伤处。

功效 行气活血，通络止痛。

主治 适用于急性腰扭伤。

加减 老年体弱者，加黄芪、党参；痛剧者，加延胡索、重楼。

民间验方二

组成 车前子 15 克，麻黄、甘草各 6 克，荆芥、土鳖虫、牛膝各 9 克。

用法 每日 1 剂，水煎服，分 2 次服。

功效 活血通经，消肿止痛。

主治 适用于急性腰扭伤（瘀阻经脉）。

牛膝

民间验方三

组成 独活、防风、降香、枳壳、延胡索各 10 克，海风藤、川断、桑寄生、怀牛膝各 15 克，小茴香、甘草各 5 克，细辛 3 克。

用法 水煎服，每日 1 剂，分 2 次服，10 剂为 1 个疗程。

功效 祛风通络，补肾强筋。

主治 适用于急性腰部损伤。

民间验方四

—组 成—地鳖虫、川牛膝、桃仁、红花、木香各 10 克，鹿角霜、川续断各 15 克，当归 12 克，川芎 9 克，鸡血藤 30 克。

—用 法—水煎服。

—功 效—补益肝肾，活血止痛，接续筋骨。

—主 治—适用于急性腰扭伤，气滞血瘀，兼肾虚者。

—加 减—腰部无明显痛点，气滞甚者，加香附、乌药各 10 克；腰部刺痛固定，血瘀甚者，加田三七 3 克，延胡索 15 克；扭伤反复发作，腰酸痛无力者，加熟地、杜仲各 15 克，补骨脂 12 克。

民间验方五

—组 成—炒白术、白芍、川芎、肉桂、木香、乳香、牛膝、甘草各 15 克，米酒适量。

—用 法—水煎服，每日 1 剂。7 剂为 1 个疗程。

—功 效—行气活血，缓急止痛。

—主 治—适用于急性腰扭伤。

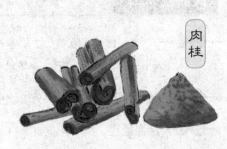

肉桂

民间验方六

—组 成—土鳖、红花各 10 克，白酒适量。

—用 法—治急性扭伤，可将中药用 200 毫升白酒浸泡片刻，加水 200 毫升，用文火煎煮半小时，分 3 次温服。治慢性扭伤，将上药研细为末，用白酒适量，分 2~3 次送服。

—功 效—化瘀止痛。

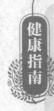

主治 适用于腰扭伤。

健康指南

1 应立即对发生急性腰扭伤的患者就地进行推拿、按摩，配合理通麝香喷雾搽剂，喷于患处，效果更佳，防止因延误治疗而转为慢性。

2 注意保暖与休息，重者需休息 2~3 周。

3 扭伤初期宜睡硬板床。

4 治愈后应尽量避免再次扭伤，必要时采取阔腰皮带外束，保护腰部。

5 避免使用腰部做一些高负荷的动作，如提重物。提重物的正确方法为：先蹲下去，然后再抱起重物，最后伸膝、伸髋，靠臀部发力提起重物。

肩周炎

肩周炎俗称五十肩，是一种肩周围关节软组织的慢性退行性病变，多见于 50 岁左右的人。发病原因是肾气不足，气血渐亏，加之早期劳累，肩部露外受凉，寒凝筋膜，机体新陈代谢功能减弱，各种组织出现退化性变化，肩关节功能性活动减弱等。本病起病缓慢，患者常感肩部酸痛，不能持重物，初发 1~2 周后，疼痛渐增，肩关节外展、外旋功能开始受限。重症者肩臂肌肉萎缩，疼痛较重，不能举臂梳头、穿衣等，夜间尤甚。

组 成——生山楂、桑葚各50克，桑枝、乌梅各25克，白芍、伸筋草、醋制延胡索各20克，姜黄、桂枝、威灵仙、醋制香附各15克，甘草10克。

用 法——水煎温服，3日2剂，1月为1个疗程。服药期间停用其他药物或疗法。

功 效——舒筋通络，祛瘀行痹止痛，滑利关节。

主 治——适用于肩周炎。

芍 药

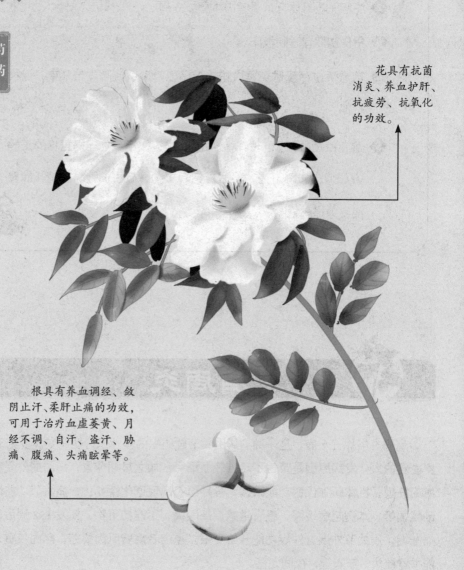

花具有抗菌消炎、养血护肝、抗疲劳、抗氧化的功效。

根具有养血调经、敛阴止汗、柔肝止痛的功效，可用于治疗血虚萎黄、月经不调、自汗、盗汗、胁痛、腹痛、头痛眩晕等。

民间验方二

组成——桂枝、大枣、姜黄、羌活各15克,生姜、甘草各10克,白芍、桑枝各30克。

用法——每日1剂,水煎服。

功效——助阳通脉,散寒止痛。

主治——适用于肩周炎。

加减——痛甚者,加蜈蚣2条,全蝎6克;疼痛向项背或前臂、上臂放散者,加海桐皮、威灵仙各15克。

民间验方三

组成——桂枝、炙甘草各12克,白芍15克,生姜6克,大枣5枚。

用法——每日1剂,水煎服。

功效——益气养阴,通络止痛。

主治——适用于肩周炎。

民间验方四

组成——黄芪30克,桂枝、赤芍、羌活、姜黄、当归各6克,桑寄生9克,地龙10克。

用法——水煎服,每日1剂。

功效——益气补血,温经和营,祛风利湿,活血通络。

主治——适用于肩周炎。

注意事项——在治疗过程中,配合肩井、曲池、外关、合谷穴针刺治疗,效果甚佳。

健康指南

❶ 患者应注意肩部保暖,防止受凉、受潮。

❷ 患者除一般治疗外,必须坚持肩关节练习,可以减轻肌肉萎缩,预防肩关节僵凝。

骨科验方

③ 若肩关节周围炎在急性或亚急性期，应去医院请医生指导治疗。

④ 肩周炎患者搬抬重物时，容易拉伤其肩关节周围的肌腱韧带，增加二次损伤的概率，不利于肩周炎的恢复，甚至增加患者疼痛感。

⑤ 推拿治疗具有舒筋通络、活血化瘀的功效，有助于松解患者肩周的粘连，加快患者身体恢复进程。

骨质增生

骨质增生是 40 岁以上的中年人出现的不同程度、不同部位的骨组织增生性病变。该病是由于人到中年以后体质虚弱，骨质退行性变，加之长期站立、行走或长时间保持某种姿势，肌肉牵拉或撕脱出血，血肿肌化，致骨边缘形成刺状或唇样的骨质增生。中医认为，可应用活血化瘀、温经通络、补益肝肾的中药材，熬制成膏，制成膏药贴敷在患处，该方法对治疗骨质增生具有一定的效果。还可以采用按摩、小针刀、穴位针灸等方法，改善患者的临床症状。

民间验方一

—组 成—白芍 30 克，木瓜、当归、威灵仙各 15 克，甘草、五加皮各 6 克。

—用 法—每日 1 剂，水煎服，早晚分服。

—功 效—温补肾阳，通络止通。

—主 治—适用于骨质增生症。

—加 减—病变部位在颈椎者，加羌活 10 克；在腰椎者，加川续断 20 克；在跟骨者，加牛膝 10 克。并配合适当的功能锻炼。

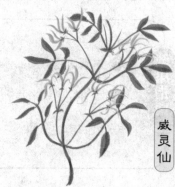

威灵仙

民间验方二

—组 成—威灵仙、肉苁蓉、熟地、青风藤、丹参各 15 克。

—用 法—每天 1 剂，煎 2 遍和匀，1 日 2 次分服。或研末炼蜜为丸，每粒 10 克，每服 1 粒，日 2 次。

—功 效—通络止痛，补肾益气。

—主 治—适用于颈椎、腰椎及足跟骨质增生，老年骨关节炎疼痛等。

—加 减—上肢麻痛者，加姜黄 10 克；下肢麻痛者，加怀牛膝 10 克。

健康指南

① 在骨质增生发病初期，疼痛感较为强烈，患者应尽量减少关节的活动量，避免病情加重。患者可选择卧床休息，以此来减少对关节的刺激，与此同时，还应采用口服药与外用药相结合的方式来控制病情的发展。

② 多吃一些高钙食物，如豆制品、牛奶、蛋类，还要多吃蔬菜和水果来补充维生素，必要时应服用钙剂和维生素 A、D 等。

③ 在恢复期间，应保持心情愉悦，适当增加锻炼，有利于身体的恢复。

腰椎间盘突出

腰椎间盘突出指腰椎间盘因急性扭伤或慢性劳损使纤维环破裂，髓核由裂口突出。它往往在弯腰提取重物时因用力不当而发生，随着年龄的增长，逐渐发生退行性病变则更易产生。中医辨证中，腰椎间盘突出共有以下几种：湿热证、血瘀证、寒湿证、肝肾亏虚证。辨证不同，治法也不相同。湿热证应宣通经络、清热祛湿，血瘀证应活血化瘀，寒湿证应化湿通络、温经散寒，肝肾亏虚证应滋补肝肾。

民间验方一

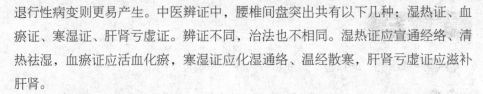

— 组 成 —当归、川断、杜仲、羌活、炒乳香、炒没药各15克，蜈蚣2条，细辛、甘草各6克，桑寄生30克，熟地、乌梢蛇、丹参、牛膝各12克。

— 用 法 —每日1剂，水煎服。

— 功 效 —补肾温阳，祛风散寒，化瘀通络。

— 主 治 —适用于腰椎骨质增生。

民间验方二

— 组 成 —威灵仙15克，木瓜、白术、川断、当归各12克，羌活、香附、桂枝、牛膝各9克，干姜6克，三七粉5克（冲服）。

— 用 法 —每日1剂，水煎，饭后服。

— 功 效 —祛风散寒，活血止痛。

— 主 治 —适用于腰椎骨质增生、梨状肌损伤、臀大肌损伤、臀中小肌损伤等所致的坐骨神经痛。

民间验方三

— 组 成 —独活、续断、怀牛膝各15克，海桐皮30克，秦艽18克，杜仲、威灵仙、当归、地龙各10克，巴戟天12克，狗脊、骨碎补、生甘草各9克。

— 用 法 —每日1剂，水煎服；重症每日2剂。10日为1疗程，疗程间隔3~5日。

— 功 效 —补肾强腰，祛风湿，通络。

— 主 治 —适用于腰椎骨质增生。

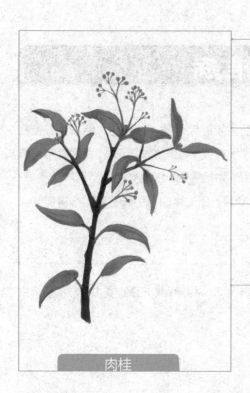

入药部位

植物的干燥嫩枝。

性味归经

辛、甘，温。归心、肺、膀胱经。

功效

温通经脉，平冲降气。

主治

风寒感冒，心悸，血寒经闭，脘腹冷痛等。

肉桂

健康指南

1. 腰椎间盘突出症的病因为椎间盘的退变和外伤，故预防重点在于避免椎间盘生理退变情况下的损伤，注意劳动保护，改善劳动姿势，避免长久用腰和过度负重，以免加速椎间盘的病变，注意加强腰背肌的功能锻炼，加强对椎间盘的保护。

2. 腰椎间盘突出症患者要注意卧硬板床休息，避免卧软床，以减少椎间盘承受的压力，缓解突出物对脊髓、神经根的刺激和压迫，以利局部炎症的吸收，并注意保暖，避免着凉和贪食生冷，加强腰背部的保护，佩戴护腰，并在医生的指导下进行功能锻炼。

3. 病情较轻者经适当休息或按摩即可恢复，重症者应去医院请医生手术治疗。

颈椎病

颈椎病是一种颈椎间盘退行性病变而引起的综合征，以外伤、咽喉炎、劳损及姿势异常为其诱因。在中医理论中，颈椎病属于项痹病的范畴，发病时常伴有头颈肩部疼痛、上肢麻木、肌肉无力、眩晕、猝然昏倒，压迫交感神经可产生头晕、眼花、耳鸣、心律不齐、步履蹒跚、汗出异常，压迫食道可引起吞咽困难等症状。

民间验方一

—组 成—葛根 20~40 克，桂枝 20 克，白芍 30 克，麻黄 6 克，炙甘草 10 克，生姜 12 克，大枣 7 枚。

—用 法—每日 1 剂，水煎服。

—功 效—解肌通脉，缓急止痛。

—主 治—适用于颈椎病。

民间验方二

—组 成—路路通、桑枝各 30 克，当归、刘寄奴各 15 克，川芎、姜黄、白芷、威灵仙各 12 克，胆南星、芥子、红花、羌活各 9 克。

—用 法—每日 1 剂，水煎服。

—功 效—活血化瘀，行气通络，除湿化痰。

—主 治—适用于颈椎病。

民间验方三

—组 成—当归、酒白芍各 15 克，鸡血藤 30 克，苦草、通草各 6 克，细辛 3 克，桂枝、川芎、姜黄、淫羊藿、巴戟天各 10 克。

—用 法—每日 1 剂，水煎服，日服 2 次。15 天为 1 疗程。

—功 效—活血通络，补肾助阳。

—主 治—适用于颈椎病。

民间验方四

—组 成—白芍 240 克，甘草 30 克，伸筋草 90 克，葛根、乳香、没药、桃仁、红花各 60 克。

—用 法—上药共研细粉压片，每片 0.5 克，含生药 0.3 克，每服 5 片，每日服 3 次，每疗程 1 个月，一般需服用 1~2 个疗程。

甘草

—功 效—缓急止痛，舒筋活血。

—主 治—适用于神经根型颈椎病。

民间验方五

—组 成—马钱子粉、白花蛇粉、狗脊粉、琥珀粉、桂枝粉各适量。

—用 法—上药剂量按 1：10：10：3：3 之比混合均匀，装入空心胶囊内，每粒重 0.4 克。第 1~3 天每日 3 次，每次 1 粒，以后每次 2 粒，每日 3 次，均在饭后服。

—功 效—祛风通络，止痛。

—主 治—适用于颈椎病。

健康指南

❶ 颈椎病患者在睡觉时，枕头不宜过高或者过硬，否则会加重颈椎的负担，不利于恢复。

❷ 患者应改正不良的坐姿，低头或仰头一段时间后，应做一些颈部

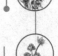

骨科验方

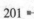

活动，以此来减轻肌肉的紧张度，防止颈椎病的加重。

③ 多参加体育锻炼，也可以通过热敷、按摩和理疗的方式来改善临床症状。

④ 适当卧床休息，进而减轻肌肉痉挛和头部重量对椎间盘的压力，但卧床时间不宜过长。

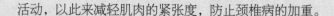

骨髓炎

骨髓炎是由化脓性细菌感染骨组织（包括骨、骨髓和骨膜）所致的一种骨科疾患。本病以发病急骤、高热、寒战、昏迷，发病部位剧痛，并有明显压痛点，肢体活动受限等为主要特征。在中医上，骨髓炎又称附骨疽，该病的病程较长，既有邪毒未清，痰瘀互结，又有气血亏虚的正虚邪实之证候，通常通过清热解毒、活血化瘀的方法来缓解症状。

民间验方一

组 成 鲜萍全草 30 克，活泥鳅 2 条。

用 法 泥鳅用水养 24 小时，保留体表黏滑物质，洗净后再用冷开水清洗 1 次。将鲜萍、泥鳅一起捣烂敷患处。每天 1 次，2 周为 1 个疗程。

功 效 清热解毒，活血消肿。

主 治 适用于骨髓炎。

民间验方二

组 成 知母、锁阳、枸杞子、龟板、黄芪、骨碎补各 20 克，黄柏、巴戟天、当归、白芍各 15 克，苏木、桔梗、甘草各 9 克，肉桂、全蝎各 3 克。

——用 法——每日 1 剂，水煎服。

——功 效——育阴潜阳，活血驱邪。

——主 治——适用于慢性骨髓炎。

民间验方三

——组 成——鲜烟叶、鲜鱼腥草各 100 克，盐少许。

——用 法——三味共捣烂。涂于患部，每日换药 1 次。

——功 效——消炎，镇痛。

——主 治——适用于骨髓炎。

民间验方四

——组 成——熟地、黄芪、茯苓、川芎、太子参
各 15 克，当归、牛膝、骨碎补各
12 克，威灵仙、防风、木瓜、补骨
脂各 10 克。

——用 法——每日 1 剂，水煎服。

——功 效——补脾益肾，强筋健骨。

——主 治——适用于骨髓炎。

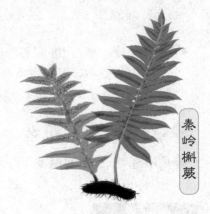

秦岭槲蕨

民间验方五

——组 成——了哥王、入地金牛各 10 克，铁包金、金刚头、金锁匙、磨盘草、金银花、
旱莲草、鹅不食草、七叶一枝花各 15 克。

——用 法——上药加水 1000 毫升，煎至 300 毫升，隔日 1 剂，每剂分早晚 2 次服。
药渣煎水外洗患处。

功效——祛邪解毒。

主治——适用于各种急慢性骨髓炎。

民间验方六

组成——红升丹、土三七各9克，川黄柏18.8克，川黄连、没药、乳香各6克，麝香0.6克。

用法——共为极细末，装瓶密闭备用。先以生理盐水冲洗伤口，后将药捻引入，外敷纱布块包扎固定。

功效——活血，止痛，排脓，脱死骨。

主治——适用于骨髓炎。

民间验方七

组成——蜈蚣60克，淫羊藿30克，肉桂10克。

用法——研成细粉过100目筛，制成复方蜈蚣散，每日取本品20~30克，分2~3次温开水送服。

功效——通络止痛，温阳通脉。

主治——适用于慢性骨髓炎。

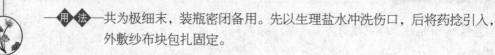

淫羊藿

民间验方八

组成——蜜桶花60克，当归30克，川芎20克，雷公藤、金银花、白芷、黄芪、虎杖、川断、党参、威灵仙各15克，甘草10克，苏木9克。

用法——上方加水500毫升，煎至300毫升，每日1剂，分早、中、晚3次温服。

功效——补气益血，拔毒排脓。

主治——适用于慢性骨髓炎。

组成 金银花、熟地各 20 克，黄芪、野葡萄根各 30 克，鹿角片、川芎、重楼各 10 克，当归 8 克，补骨脂 15 克，白芷、炙甘草各 5 克。

用法 每日 1 剂，水煎服。

功效 清热解毒，温肾填髓，活血散瘀。

主治 适用于慢性骨髓炎。

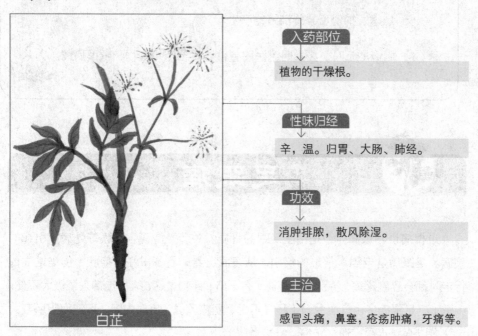

白芷

入药部位

植物的干燥根。

性味归经

辛，温。归胃、大肠、肺经。

功效

消肿排脓，散风除湿。

主治

感冒头痛，鼻塞，疮疡肿痛，牙痛等。

骨科验方

民间验方十

组成 三七、土鳖虫、血竭、乳香、没药、当归、丹皮、红花、桃仁、甘草、川大黄、石斛、申姜、乌药、枳壳、苏木、秦艽、紫草、赤芍、金银花各 10 克。

用法 上药共研细末，每次服 5 克，黄酒送服。

功效 活血通络，散寒止痛。

主治 适用于化脓性骨髓炎。

1 在骨髓炎发作期和恢复期，患者都应该注意饮食、加强锻炼。在日常饮食中，应多吃含蛋白质、维生素丰富的食物，同时多参加户外活动，这样可提高患者自身的抵抗力，加快身体的恢复。

2 应注意休息，保证充足的睡眠时间，还应保持心情愉悦，避免焦虑、抑郁、暴躁情绪的产生。

3 病情加重时，应及时到医院就诊，不要滥用药物、延误病情。

足跟痛

足根痛也叫跟痛症，是由于足跟的骨质、关节、滑囊、筋膜等处病变引起的疾病。足跟痛是老年人常患的疾病，从表面上看，看不出任何症状，但当站立或行走时都会感到疼痛，特别是走路时，有石硌、针刺之感，给行走带来了极大不便。中医上，足跟痛多由气血亏虚、肝肾不足、复感风湿、瘀血内阻、风湿痹阻所致，治法多以强健足跟、通络止痛、补中益气为主。

民间验方一

——组 成——山药、白芍各 25 克，熟地、山萸肉、桑寄生、木瓜各 12 克，牛膝 9 克，甘草 10 克。

——用 法——每日 1 剂，水煎服。15 日为 1 个疗程。

——功 效——补益肝肾，强筋健骨。

——主 治——适用于老年人足跟痛。

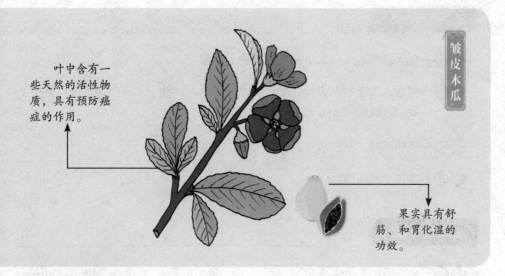

叶中含有一些天然的活性物质，具有预防癌症的作用。

果实具有舒筋、和胃化湿的功效。

皱皮木瓜

民间验方二

—组 成—生南星、生半夏、生草乌各等份。

—用 法—将上述 3 药碾细过筛，制成粉末，瓶装密封备用。用时取上述药粉适量，鸡蛋清调匀涂足跟患处，卧床休息，每日换药 2 次，一个月即可控制。或用黑膏药火上烤软，取三生散 1.5~1.8 克分散渗于膏药内，调匀趁热贴患处，外用胶布固定，5~7 天换药 1 次，1 个月可控制。

—功 效—消肿止痛。

—主 治—适用于足跟痛。

民间验方三

—组 成—当归、丹参、牛膝、威灵仙、鹿角霜、川断、五加皮各 15 克，乳香、没药、木瓜各 10 克。

—用 法—每日 1 剂，水煎服。

—功 效—补肾壮骨，活血止痛。

—主 治—适用于足跟痛。

—加 减—阴虚者，加石斛、生地各 15 克，黄柏 12 克；气虚者，加黄芪、党参各 12~15 克。

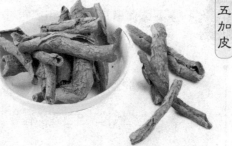

五加皮

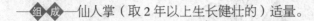

民间验方四

组　成——仙人掌（取2年以上生长健壮的）适量。

用　法——将仙人掌上的刺去掉，然后切碎捣烂为泥。敷于足跟痛处，每日更换1
　　　　　次，连续敷用5~6天可治愈。

功　效——清热解毒，驱寒散瘀。

主　治——适用于足跟痛。

民间验方五

组　成——海桐皮、透骨草各30克，艾叶、炙川乌、炙草乌、威灵仙、川牛膝、川柏、
　　　　　三棱、莪术各20克，肉桂、红花、冰片各15克。

用　法——上药（除冰片外）放入较大容器内，加水浸
　　　　　没半小时至1小时，再加水适量，煮沸后再
　　　　　煮15~20分钟，去渣留汤。加入冰片搅匀，
　　　　　趁热将患足置于盆上熏蒸，待药汤降温适度，
　　　　　放入患足外洗，时间超过半小时，每日1次，
　　　　　每剂用2次，10次为1个疗程。

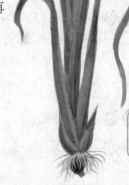

三棱

功　效——活血破瘀，温经除湿。

主　治——适用于各种原因引起的足跟痛。

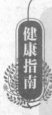
健康指南

① 疾病发作期应避免剧烈的运动，活动时间不应过长，10分钟左右即可。

② 足跟痛患者在进行足部锻炼时，不要盲目拉伸足部，要在专业
　 人士的指导下进行，避免造成二次损伤，使病情加重。

③ 当足部出现痛感时，可通过热敷、按摩的方法来缓解疼痛感。

④ 要穿鞋底较软且舒适的鞋子。

中医验方全书

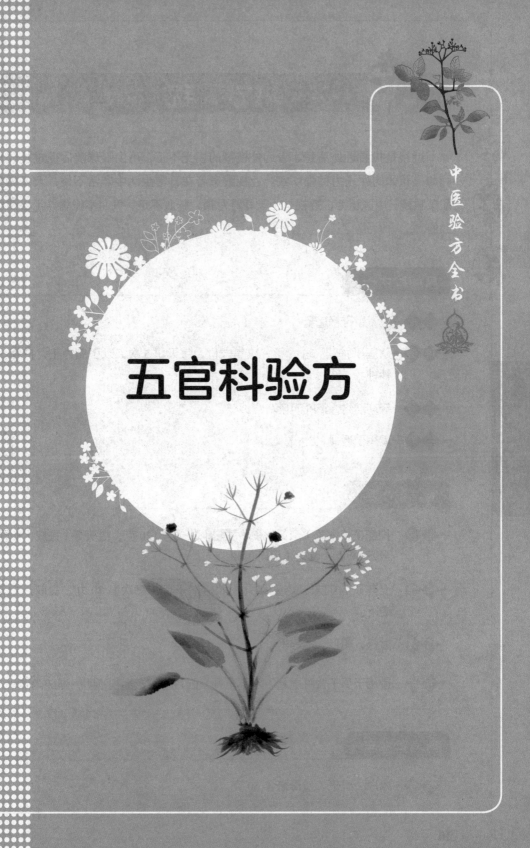

中医验方全书

五官科验方

近　视

　　近视是指看近处清楚、看远处模糊的屈光不正，可由眼球前后径过长或角膜和晶状体的屈光力过强所致。近视眼患者在日常生活中非常不便，大多需要配戴眼镜。中医认为，近视是由于肝肾亏损、肝血不足、气血不能濡养于目而导致的。

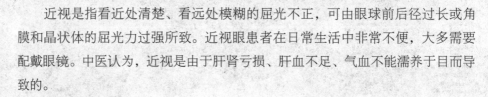

民间验方一

—组　成—王不留行籽适量。

—用　法—贴压于神门、肝、肾、三焦穴位，每天压 5 次，以压痛为止，持续 30 秒钟。

—功　效—舒筋活络，清肝明目。

—主　治—适用于近视。

民间验方二

—组　成—枸杞子（酒蒸）、菟丝子（酒浸，蒸）各 120 克，白茯苓（去皮）8 两，当归 60 克，青盐（另研）30 克。

—用　法—上药研为细末，炼蜜和丸，如梧桐子大，每次服 70 丸，食前用白汤送下。

—功　效—滋肾，明目。

—主　治—适用于男子肾脏虚耗，水不上升，眼目昏暗，远视不明，渐成内障。

民间验方三

—组　成—冰片、胆矾、益母膏各 30 克。

—用　法—取益母膏，兑入冰片、胆矾细粉，搅拌均匀，制成细条如卫生香状，切段，晾干后取少许，放入眼皮内即可，每日 2~3 次。

—功　效—通经，活血。

—主　治—适用于视力减弱。

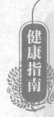

健康指南

1 减少手机、电脑等电子产品的使用时间，使用之后应做眼保健操，适当闭眼休息。

2 应养成良好的饮食习惯，少吃辛辣、油腻的食物，多吃水果、蔬菜等富含维生素的食物。

3 不要躺着看书，不要在太过明亮或昏暗的地方看书，看书时间超过 50 分钟时，就要让眼睛休息一会儿，缓解眼睛的疲劳感。

4 多参加户外活动，多去视野开阔的地方，多看看绿色植物。

急性结膜炎

急性结膜炎又叫红眼病，是由细菌或病毒感染所引起的一种传染性极强的流行性眼病。其特点表现为：起病急，眼睑红肿，有刺痒或异物感，重者有畏光及灼热感，但视力一般不受影响。在中医上，急性结膜炎属于天行赤眼、暴风客热的范畴，大多是由风热之邪、风热相搏、上攻于目所致。

五官科验方

民间验方一

组 成——茯苓皮、防风、白芷各 10 克，茵陈、防己、金银花、连翘各 12 克，薏仁、地肤子、鱼腥草各 30 克，焦山栀 6 克，乌梢蛇 15 克，老鹳草 20 克。

用 法——每日 1 剂，水煎服。

功 效——祛风除湿，清热解毒，止痒。

主 治——适用于春季卡他性结膜炎及一切过敏性眼炎，眼睑湿疹等。

民间验方二

组 成——菊花、密蒙花、谷精草、桑叶、生地、赤芍各 9 克，山栀、川黄连、桔梗各 6 克，金银花、连翘、茅根各 15 克。

用 法——每日 1 剂，水煎服。

功 效——清热解毒，凉血消炎。

主 治——适用于急性结膜炎。

民间验方三

组 成——菊花 15 克，龙井茶 5 克。

用 法——将上 2 味置入杯中，以沸水冲泡，代茶饮，每日 1~2 剂。

功 效——疏风清热，消肿。

主 治——适用于风热引起的急性结膜炎。

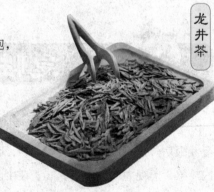

龙井茶

民间验方四

组 成——雪梨、荸荠各 300 克，白糖 50 克。

用 法——将荸荠洗净，去皮切片，雪梨去皮、核，切片，将二者共捣烂，绞取汁液，倒入碗内，加入适量白糖及凉白开，调匀后即可饮用，每日 1~2 剂。

—功　效—清热降火，除烦凉血。

—主　治—适用于风热引起的急性结膜炎。

民间验方五

—组　成—菊花 20 克，粳米 100 克。

—用　法—将菊花研为细末，置入八成熟的粳米粥内。至粥熟即成，每日 1 剂。

—功　效—清肝明目，疏风散热。

—主　治—适用于风热引起的急性结膜炎。

民间验方六

—组　成—鲜马兰头（俗称田边菊、鸡儿肠）50~100 克（干品 25~50 克）。

—用　法—水煎服，每日 1 剂。

—功　效—清热止血，抗菌消炎。

—主　治—适用于风热引起的急性结膜炎。

民间验方七

—组　成—菠菜 300 克，野菊花 15 克。

—用　法—将菠菜洗净切碎，与野菊花一同水煎，取汁，代茶饮用，每日 1 剂。

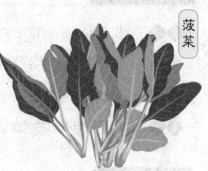

菠菜

—功　效—疏风清热，凉血消肿。

—主　治—适用于风热引起的急性结膜炎。

民间验方八

—组　成—鲜蒲公英 25~50 克。

五官科验方

—用 法—将蒲公英洗净，水煎汤服用，同时以少许药汁洗眼，每日 3 次。

—功 效—清热解毒，消肿散结。

—主 治—适用于热毒引起的急性结膜炎。

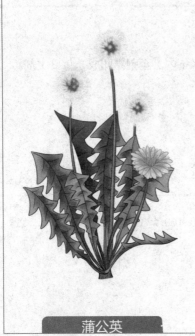

蒲公英

入药部位

植物的干燥全草。

性味归经

苦、甘，寒。归肝、胃经。

功效

消肿散结，清热解毒。

主治

乳痈，咽痛，湿热黄疸等。

民间验方九

—组 成—金银花 12 克，密蒙花 6 克。

—用 法—将上 2 味置入杯中，以沸水冲泡，代茶饮，每日 1 剂。

—功 效—清热解毒，消炎明目。

—主 治—适用于热毒引起的急性结膜炎。

民间验方十

—组 成—鲜荸荠适量，食盐少许。

—用 法—将荸荠洗净去皮，捣烂，绞取其汁，加入食盐调匀，涂洗眼部，每日

2~3 次。

——功效——消肿，清热解毒。

——主治——适用于热毒型急性结膜炎。

民间验方十一

——组成——鲜石榴嫩叶 30 克。

——用法——将石榴叶洗净，置入锅中，加入一碗水，煎至半碗，去渣，过滤澄清，作洗眼剂，反复洗眼。

——功效——祛风消肿。

——主治——适用于风热型急性结膜炎。

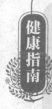

健康指南

❶ 忌食葱、韭菜、大蒜、辣椒、羊肉、狗肉等辛辣、热性刺激食物。酒酿、芥菜、橡皮鱼、带鱼、鳗鱼、虾、蟹等海腥发物，也不吃为宜。

❷ 马兰头、枸杞叶、茭白、冬瓜、苦瓜、绿豆、菊花脑、荸荠、香蕉、西瓜等具清热、利湿、解毒功效，可作为辅助性治疗食用。

❸ 最好闭眼休息，以减少光对眼球的刺激。

❹ 用眼药水点眼时，不宜先点患眼后点好眼，以免引起交叉感染。

沙　眼

沙眼是由沙眼衣原体病毒引起的一种慢性传染性结膜炎和角膜炎，有发痒、流泪、怕光、疼痛、分泌物多、异物感等症状。严重者可造成眼睑内翻倒睫，损害角膜，视力减弱，甚至失明。沙眼在中医上属于"椒疮"的范畴，发病多与脾胃湿热、血热壅滞有关，治法多以清脾泻热、凉血散瘀为主。

民间验方一

—组 成—梅片 75 克，麝香 45 克，地力粉 15 克，制甘石、蕤仁霜各 9 克，海螵蛸、制月石、珍珠各 3 克，青鱼胆 4 个。

—用 法—海螵蛸用童便浸 7 天，清水漂净，晒干去皮壳研粉。青鱼胆取出后晾干，不可见火，见火则失效。鱼胆越陈越好，点眼不痛。以上各药研为细末。用时点眼，每日 3 次，每次似粟米粒大小，点眼后闭眼数分钟。

—功 效—通窍止泪，清热明目。

—主 治—适用于沙眼，慢性结膜炎，泪腺分泌过多之流泪或迎风流泪。

民间验方二

—组 成—生赤芍、黑玄参、白鲜皮各 9 克，广陈皮、淡竹叶各 45 克，生地黄 12 克，甘草 3 克。

—用 法—每日 1 剂，水煎服。

—功 效—清脾凉血。

—主 治—适用于脾胃湿热所引起的沙眼、眼丹、针眼。

淡竹叶

民间验方三

—组 成—浮水甘石 10 克，胆矾 4 克，铜绿 2 克，绿豆粉（千里光水浸）6 克，梅片 0.5 片。

—用 法—外用。

—功 效—收湿止痒。

—主 治—适用于沙眼、泪囊炎、睑缘炎。

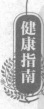
1 加强用眼卫生，勿用不洁手揉眼睛。

2 提倡流水洗脸。

3 要注意休息，保持充足的睡眠，避免熬夜，继而缓解眼部的压力。

4 使用的毛巾、枕巾等物品，应及时消毒，养成良好的卫生习惯，不要与他人共用毛巾等物品，防止交叉感染。

青光眼

　　青光眼是因眼压升高，而引起视乳头凹陷、视野缺损，最后可能导致完全失明的严重眼病。青光眼属中医学"绿风内障"范畴。病因复杂，有因肝胆火盛，热极生风，风火上攻于目，或火盛伤阴，阴虚阳亢而致者；也有因郁怒伤肝，气郁化火，气火上逆或气郁津液不布，火灼成痰，痰火上扰而成者，发病均较急迫。若劳神太过，真阴暗耗，或久病肝肾精血亏虚，目窍失养，亦可罹患本病，起病则比较缓慢。此外，肝胃虚寒，水饮内停，肝寒挟水饮上泛，也可引起本病。

民间验方一

—组 成—羚羊角 3 克，菊花 20 克，草决明 25 克，五味子 15 克。

—用 法—水煎频频代茶饮。

—功 效—平肝清热。

—主 治—适用于慢性单纯性青光眼。

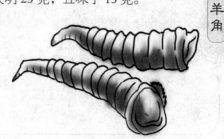

羚羊角

民间验方二

—组 成—夏枯草 30 克，珍珠母、车前草各 25 克，荷叶、菊花各 20 克，醋白芍、熟地黄、钩藤、乌梅各15克，香附、当归、泽泻各10克，甘草、琥珀（冲服）各3克，大白6克，川芎5克。

用 法——水煎服，每日1剂。

功 效——滋阴潜阳，平肝清热，利窍收瞳。

主 治——适用于绿风内障。

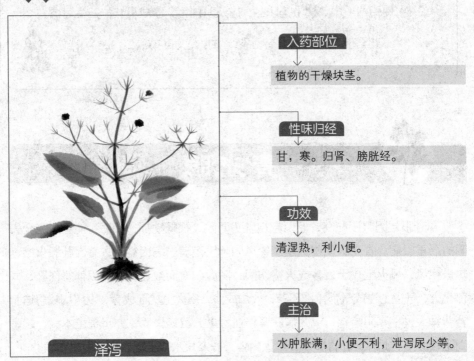

入药部位

植物的干燥块茎。

性味归经

甘，寒。归肾、膀胱经。

功效

清湿热，利小便。

主治

水肿胀满，小便不利，泄泻尿少等。

泽泻

健康指南

❶ 暴躁易怒的情绪可增加眼部的压力，因此应保持轻松、愉悦的情绪，平和的心态。

❷ 平时应控制饮水量，避免饮水过多，而导致眼内压升高，加重青光眼的病情严重程度。

③ 饮食以清淡为主，多吃苹果、菠菜、油菜等富含维生素的食物。

④ 避免长时间处在黑暗的环境中，同时，室内的灯光要明亮。

⑤ 按时睡觉，养成良好的作息习惯。

老年性白内障

白内障是常见眼病和主要致盲原因之一，其中老年性白内障是最常见的白内障。本病是在全身老化、晶体代谢功能减退的基础上，由于多种因素形成的晶体疾患。中医认为，本病多因年老体弱，肝肾两亏，精血不足，或脾失健运，精不上荣所致。另外，肝经郁热及湿浊上蒸也可致病。

民间验方一

—组 成—生石决明 30 克，草决明 15 克，谷精草、生地、赤芍、女贞子、密蒙花、白菊花、沙苑子、白蒺藜、党参、黄芪、黄芩各 12 克，炙甘草 6 克。

—用 法—每日 1 剂，水煎服。

—功 效—滋阴清热，清肝明目。

—主 治—适用于老年性白内障。

民间验方二

—组 成—白扁豆 60 克，大枣 20 枚。

—用 法—水煎服，每日 1 剂。

—功 效—养血益气，健脾和胃。

—主 治—适用于预防白内障。

—组 成—白菊花、谷精草各 10 克，羊肝 60 克。

—用 法—将白菊花、谷精草用纱布包好，羊肝洗净切片，一同入锅，加水煮沸 20 分钟，拣出药袋，吃肝喝汤。每日 1 剂。

—功 效—疏风散热，清肝明目。

—主 治—适用于白内障，夜盲症，青光眼等。

健康指南

1. 老年性白内障患者应强化用眼卫生，不用手揉眼睛，不与别人共用毛巾和手帕，每隔一段时间放松眼部，多向远处看。

2. 保持充足的睡眠，缓解眼部疲劳。

3. 日常饮食多吃富含蛋白质、钙、微量元素、维生素的食物。

4. 注意调节不良情绪，保持心情舒畅，切忌愤怒、暴躁的情绪。

鼻 炎

鼻炎是鼻腔黏膜炎症，有急性和慢性两种。急性鼻炎大多因受凉后身体抵抗力减弱，病毒和细菌相继侵入引起，也是某些以呼吸道为主的急性传染病的鼻部表现。鼻炎在中医上属于"鼻渊"的范畴，发病原因与肺、脾、肾三脏虚损有关。

民间验方一

—组 成—淡豆豉 20 克，绿豆、防风、石菖蒲各 15 克，辛夷、生甘草各 10 克，细辛 3 克。

中医验方全书

—用　法—水煎，每日服 1 剂。

—功　效—散寒除浊，开达肺窍。

—主　治—适用于过敏性鼻炎。

民间验方二

—组　成—丝瓜藤（取近根部位的）2~3 米，瘦猪肉 60 克，盐少许。

—用　法—将丝瓜藤洗净，切成数段，猪肉切块，同放锅内加水煮汤，临吃时加盐调味。饮汤吃肉，5 次为 1 个疗程，用 1~3 个疗程。

—功　效—清热消炎，解毒通窍。

—主　治—适用于慢性鼻炎急性发作，萎缩性鼻炎之鼻流脓涕，脑重头痛。

民间验方三

—组　成—丝瓜藤 15 克，荷蒂 5 枚，金莲花 6 克，龙井茶 1.5 克。

—用　法—每日 1 剂，水煎服。

—功　效—清气理鼻。

—主　治—适用于慢性单纯性鼻炎或儿童鼻炎。

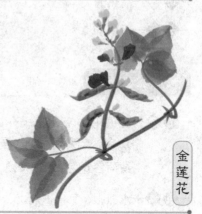

金莲花

五官科验方

民间验方四

—组　成—猪脑（或牛、羊脑）2 副，川芎、白芷各 10 克，辛夷花 15 克。

—用　法—将猪脑剔去红筋，洗净，备用。将川芎等 3 味加清水 2 碗，煎至 1 碗。再将药汁倾炖盅内，加入猪脑，隔水炖熟。饮汤吃脑，常用有效。

—功　效—通窍，补脑，祛风，止痛。

—主　治—适用于体质虚弱所致慢性鼻炎。

民间验方五

—组 成—芝麻油适量。

—用 法—以麻油滴入每侧鼻腔 3 滴，每日 3 次。

—功 效—清热润燥，消肿。

—主 治—适用于各种鼻炎。

民间验方六

—组 成—辛夷 30 克，金银花、连翘各 12
克，桑叶、菊花、苍耳子各 9 克，
辛夷花、薄荷、白芷、桔梗各 6
克，升麻、荆芥穗、甘草各 3 克。

—用 法—水煎服，每日 1 剂。

—功 效—清热消炎，散风寒。

—主 治—适用于鼻炎。

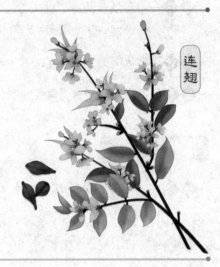

连翘

民间验方七

—组 成—金银花 20 克，苍耳子、连翘各
12 克，辛夷花、炒山栀、黄芩、炒杏仁、桔梗、野菊花各 10 克，白芷、
薄荷各 6 克，葱白带须 3 个。

—用 法—水煎服，每日 1 剂。

—功 效—清肺，消炎，通窍。

—主 治—适用于急、慢性鼻炎。

民间验方八

—组 成—七叶一枝花 15 克，生麻黄 6~10 克，辛夷花、苍耳子、石菖蒲、鬼箭羽、
天葵子各 10 克，细辛 3 克。

—用 法—水煎服，每日 1 剂。

中医验方全书

—功　效—宣肺通窍，行瘀泄热。

—主　治—适用于慢性鼻炎。

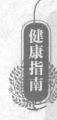

健康指南

① 不要抽烟、喝酒，饮食以清淡为主，不吃辛辣、油腻性的食物。

② 为避免外界刺激性气体和尘土进入鼻腔，加重病情，鼻炎患者出门的时候应戴口罩。

③ 日常生活中，应保持鼻腔卫生，可每天用生理盐水冲洗鼻腔。

④ 家里要保持通风，切忌屋内过于潮湿，同时还要经常更换被套。

鼻窦炎

上颌窦、筛窦、额窦和蝶窦的黏膜发炎统称为鼻窦炎，其中以上颌窦炎和筛窦炎最常见，常由感冒引起，有急性和慢性两种。急性鼻窦炎的全身症状与其他炎症相同，可有发热、全身不适等，局部症状有鼻塞、头痛、流脓涕和嗅觉减退等。如反复发作的急性鼻窦炎未彻底治疗，将酿成慢性鼻窦炎，表现为经常性的头胀、头昏、记忆力减退、注意力不集中等。鼻窦炎在中医上属于"鼻渊"的范畴，是一种常见疾病，中医认为"鼻乃心窍，为肺之门户"。因此，当外邪侵犯、气虚不固者时，热邪会流置在肺窍内，进而出现头晕、流鼻涕的症状。

民间验方一

—组　成—带皮花生米 9 粒。

—用　法—将花生米放到铁罐内，用纸封口，中间开小孔，放在火炉上，等烟从孔出，用烟熏鼻孔，到烟尽为止，每日 1 次，连用 30 日。

——功　效——润肺，消炎。

——主　治——适用于鼻窦炎。

民间验方二

——组　成——鲜大蓟根 100 克，鸡蛋 3 枚。

——用　法——将大蓟根与鸡蛋洗净，放到锅中加水一起煮，鸡蛋熟后去壳再煮 8~12 分钟，吃蛋喝汤。每日 1 剂。

——功　效——消肿祛瘀，滋阴润燥。

——主　治——适用于鼻窦炎。

——注　意　事　项——忌食辛辣等刺激性食物。

民间验方三

——组　成——辛夷花 50 克，葱汁少量。

——用　法——辛夷花研成细末，加入葱汁搅拌均匀，用药棉蘸汁液塞入鼻内。每日 2 次。

——功　效——祛风通窍。

——主　治——适用于鼻窦炎，鼻炎。

民间验方四

——组　成——丝瓜花 30 克，辛夷花 10 克。

——用　法——将上 2 味分三剂，分别放入杯中，用沸水冲泡，代茶饮用。每日 3 杯。

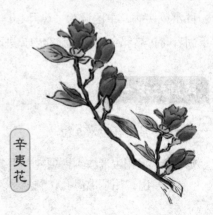

辛夷花

——功　效——清热解毒，祛风通窍。

——主　治——适用于鼻窦炎。

民间验方五

—组 成—孩儿茶 500 克。

—用 法—将孩儿茶研成细粉，每次取 10~15 克吹入鼻内，每日 3 次。

—功 效—清热化痰，消肿排脓。

—主 治—适用于鼻窦炎。

民间验方六

—组 成—干丝瓜蒂 8 个。

—用 法—将其烧炭，研成细粉，加白酒一起服，每日 2 剂，连服 8~12 日。

—功 效—杀虫，消肿。

—主 治—适用于急性鼻窦炎。

民间验方七

—组 成—白芷 50 克。

—用 法—将白芷研成细粉，每剂 2 克，另取少许吹入鼻内，每日 3 次。

—功 效—祛风胜湿，消肿排脓。

—主 治—适用于急性鼻窦炎。

民间验方八

—组 成—蜂房 500 克。

—用 法—将蜂房洗净，切烂，放入口中细嚼，吞下汁液，吐出残渣，每日 2~3 次。

—功 效—祛风，解毒，杀虫。

—主 治—适用于鼻窦炎。

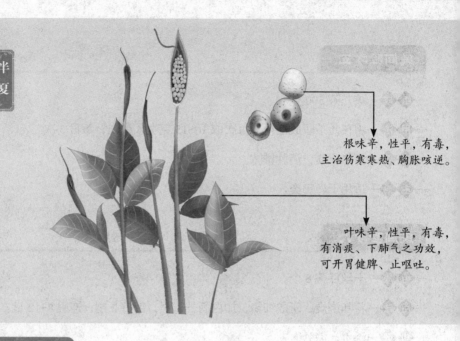

半夏

根味辛，性平，有毒，主治伤寒寒热、胸胀咳逆。

叶味辛，性平，有毒，有消痰、下肺气之功效，可开胃健脾、止呕吐。

民间验方九

组 成 半夏、天麻、苍耳子、白芷、延胡索、生甘草各 10 克，生白术、黄芪各 15~30 克，细辛 4 克，黄芩 12 克，鱼腥草 30 克，川芎、连翘、丹参、牛膝、生白芍各 15 克，辛夷、藿香各 6 克。

用 法 每日 1 剂，水煎服。儿童酌减。

功 效 化痰清热，益气活血。

主 治 适用于鼻窦炎。

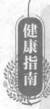
健康指南

❶ 配合家疗，可采取局部理疗，如超短波、微波治疗。

❷ 鼻窦脓肿时，应及时去医院做手术，切开引流。

❸ 合理饮食，鼻窦炎患者应少吃鱼虾、辛辣食物，多吃水果和蔬菜，补充维生素。

❹ 多参加户外活动，加强锻炼，提高身体的代谢能力，增强自身的免疫力。

扁桃体炎

扁桃体炎为腭扁桃体的非特异性炎症，有急慢性之分。扁桃体炎在中医上称为"乳蛾""喉蛾"，中医认为外感风热毒邪是本病发生的主要原因。本病急性者多为风火热毒所致，慢性者多属阴亏燥热所致。治疗当以清火、滋阴、润燥为其基本法则。

民间验方一

—组 成—成熟大黄瓜 1 条，明矾适量。

—用 法—将黄瓜切开顶端，剜去瓜瓤、种子，填满明矾，仍以原瓜盖盖牢，挂于阴凉通风处。数天后，瓜皮上不断冒出白霜，用鹅毛扫下，装瓶待用。用时以细塑料管蘸药吹于喉侧病体，每日 2~3 次。

—功 效—清热解毒，通阳利水。

—主 治—适用于咽喉肿痛，扁桃体炎。

民间验方二

—组 成—梨 3 个，蜂蜜 45~55 克。

—用 法—将梨洗净，去皮、核，捣烂滤渣，在汁液中加入蜂蜜，加适量凉白开搅拌均匀，徐徐饮服，每日 1 剂，连服 5 日。

—功 效—清热解毒，润肺利咽。

—主 治—适用于急性扁桃体炎。

民间验方三

—组 成—鲜刺苋菜 50 克，白糖或蜂蜜适量。

—用 法—刺苋菜洗净，切碎，放锅内加水 1000 毫升煮，调入白糖或蜂蜜饮服。每日 2 剂。

—功效—清热解毒，消肿。

—主治—适用于扁桃体炎，咽喉肿痛。

民间验方四
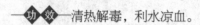

—组成—竹叶菜（又名鸭跖草）80~100 克。

—用法—煎服，每日 1 剂。或取竹叶菜捣烂绞汁，每服 10 克，以温水冲服，每日 3 次。

—功效—清热解毒，利水凉血。

—主治—适用于扁桃体炎，咽喉炎，腮腺炎。

民间验方五

—组成—金莲花 12~15 克。

—用法—将金莲花放入杯内，加入滚开水冲泡，代茶饮用。每日 2 剂。

—功效—清热解毒。

—主治—适用于急性扁桃体炎。

民间验方六

—组成—合欢花 20~25 克，白糖 15~20 克。

—用法—将合欢花放入杯中，加入白糖，开水冲泡，代茶饮用，每日 1 剂。

—功效—疏肝理气，消肿止痛。

—主治—适用于急性扁桃体炎。

民间验方七

—组成—芦根 30~35 克，橄榄 5 枚。

—用法—将上 2 味加水煎煮，取汁，代茶饮用，每日 1 剂。

中医验方全书

—功　效—清热解毒，生津利咽。

—主　治—适用于急性扁桃体炎。

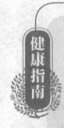

咽喉炎

咽喉炎是咽喉部位黏膜的炎症。发病初期，咽喉处感到发热、刺痒和干燥，继而咽痛、吞咽不适，严重者可伴有畏寒、发热、全身不适的症状。咽喉炎在中医中属喉痹范畴，风热、风寒、痰湿、肝郁、阴虚均可致病。

民间验方一

—组　成—鲜藕片 10 克，粳米 15 克，绿豆 45 克，白糖适量。

—用　法—将藕片、粳米、绿豆全放入锅中，加水 1100 毫升，大火煮沸，文火慢熬成粥，加白糖，调匀。分 2~3 次空腹服。

—功　效—清热凉血，解毒。

—主　治—适用于急性咽喉炎，口腔炎，鼻衄，目赤热痛。

五官科验方

民间验方二

—组 成—金银花 10 克，甘草 5 克，荸荠 16 个。

—用 法—加水 1000 毫升，水煎服及含漱用。

—功 效—清热解毒，凉血。

—主 治—适用于咽喉炎。

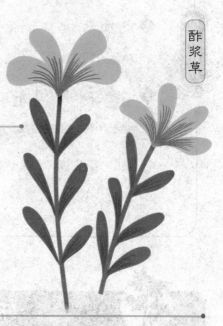

酢浆草

民间验方三

—组 成—鲜酢浆草全草 40 克。

—用 法—将其加水煎服，代茶饮用。

—功 效—清热解毒。

—主 治—适用于咽喉炎。

民间验方四

—组 成—大河蟹 1 只，生地 30~35 克，调料适量。

—用 法—将河蟹洗净，剪去尖爪，去蟹脐，去内脏，放入砂锅中，加水 450 毫升，大火煮沸，再将生地洗净切片，和姜片一起放入，转用文火煮透，放入精盐和麻油。分 2 次服，共服 3 天。

—功 效—清热凉血，养阴生津。

—主 治—适用于急性咽喉炎，咽喉肿痛，饮食滞塞。

民间验方五

—组 成—鲜苇茎 35 克，生橄榄（去核）4 个。

—用 法—将上 2 味一起加水煎服。代茶饮用。

—功 效—清肺胃之热，除烦渴。

—主治—适用于急性咽喉炎。

民间验方六

—组成—稻草 1 撮，醋少许。

—用法—将稻草烧灰，研粉加醋调匀，擦入鼻中或灌入喉中，吐出痰涎即愈。

—功效—解毒利咽。

—主治—适用于喉炎，咽炎，咽喉肿痛、不能讲话。

民间验方七

—组成—蒲公英 50~75 克，板蓝根 35 克。

—用法—水煎，每日 1 剂，分 2 次服。

—功效—清热解毒。

—主治—适用于咽喉炎。

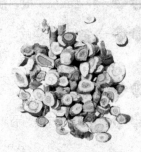

板蓝根

五官科验方

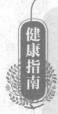

健康指南

① 咽喉炎发作期间，患者应在医生的指导下服用适量的抗生素进行消炎处理，防止因炎症过重，而影响其他的组织和器官。

② 如果患者咽喉炎反复发作，此时患者应到医院进一步就诊，防止病情加重，出现其他的并发症。

③ 在饮食方面，患者应忌食辛辣、油腻的食物，同时，戒烟、戒酒，避免熬夜。

④ 患者应加强锻炼，增强自身抵抗力，此举不仅能缓解病情，还能有效预防咽喉炎的发生。

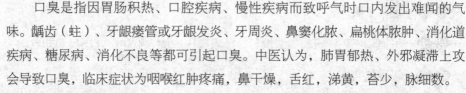

口 臭

口臭是指因胃肠积热、口腔疾病、慢性疾病而致呼气时口内发出难闻的气味。龋齿（蛀）、牙龈瘘管或牙龈发炎、牙周炎、鼻窦化脓、扁桃体脓肿、消化道疾病、糖尿病、消化不良等都可引起口臭。中医认为，肺胃郁热、外邪凝滞上攻会导致口臭，临床症状为咽喉红肿疼痛，鼻干燥，舌红，涕黄，苔少，脉细数。

民间验方一

— 组 成 —鲜老丝瓜 1 根，盐适量。

— 用 法 —将丝瓜洗净后，带皮切成小段，加水煎煮 30 分钟后加盐，再煮 30 分钟即可。每日 2 次。

— 功 效 —清热。

— 主 治 —适用于口臭，骨节酸痛，尿道灼热刺痛。

民间验方二

— 组 成 —芥桂花 3 克，绿茶（或红茶）1 克。

— 用 法 —将上 2 味放入杯中，以沸水冲泡，待温，含漱后徐徐咽下，每日 1~2 剂。

— 功 效 —芳香辟秽，除臭解毒。

— 主 治 —适用于牙痛，口臭。

民间验方三

— 组 成 —公丁香（未开放的花蕾）2 粒。

— 用 法 —将公丁香时时含于口中。

— 功 效 —芳香除秽。

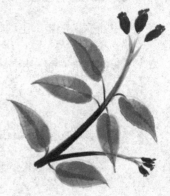

丁香

—主 治—适用于口臭。

民间验方四

—组 成—茶叶适量。

—用 法—取茶叶置于口中，细细咀嚼，能暂除口臭，每日数次。

—功 效—清热解毒，消食化痰。

—主 治—适用于口臭。

民间验方五

—组 成—鲜芦根 30~50 克，冰糖 10 克。

—用 法—水煎服，每日 1 剂。

—功 效—清热泻火，除烦降浊。

—主 治—适用于口臭。

冰糖

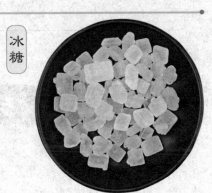

民间验方六

—组 成—荷叶 5~8 克。

—用 法—取适量荷叶放入杯中，以沸水冲泡，待凉，代茶饮，每日 2 剂。

—功 效—清暑利湿，开胃消食。

—主 治—适用于口臭。

民间验方七

—组 成—莲子心 3~5 克。

—用 法—将莲子心放入杯中，以沸水冲泡，代茶饮，每日 1~2 剂。

—功 效—清心泻火。

—主 治—适用于口臭。

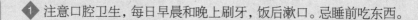

健康指南

① 注意口腔卫生，每日早晨和晚上刷牙，饭后漱口。忌睡前吃东西。

② 积极治疗诱发口臭的疾病。

③ 不宜食用大蒜、韭菜、洋葱等食物，一则这些食物会加重口臭，二则这些食物属热性，会加重肠胃湿热内结，诱发口臭。少吃荤腥、煎炸食品，糖也不宜多吃。

④ 要多食蔬菜、水果，尤其要多吃含叶绿素多的蔬菜，保持大便通畅。

牙　痛

牙痛由牙病引起，可分以下几种情况：龋齿牙痛为牙体腐蚀有小孔，遇到冷、热、甜、酸时才感到疼痛；患急性牙髓炎是引起剧烈牙痛的主要原因；患急性牙周膜炎，疼痛剧烈，呈持续性的跳痛；急性智齿冠周炎，主要是第三磨牙位置不正，牙冠面上部分有龈覆盖和食物嵌塞，容易发炎而致该症。中医认为，牙痛与外邪侵袭、肝肾功能失调有关，牙痛有寒、热、虚、实、风之分，治法也各不相同。

民间验方一

— 组　成 —两面针（入地金牛）10克，鸡蛋1枚。

— 用　法 —将两面针与鸡蛋同煮，蛋熟去皮再煮片刻。饮汤食鸡蛋。

— 功　效 —定痛。

— 主　治 —适用于风湿骨痛，胃痛，牙痛以及挫伤疼痛。

民间验方二

—组**成**—木鳖子1个，醋少许。

—用**法**—将木鳖子去壳取仁磨醋，取汁涂搽患处。

—功**效**—消肿止痛。

—主**治**—适用于风牙肿痛。

民间验方三

—组**成**—白芷35克，冰片0.8克。

—用**法**—白芷研末，加冰片，放到牙洞内或牙缝中。

—功**效**—散寒祛湿，止痛，排脓。

—主**治**—适用于各种牙痛。

民间验方四

—组**成**—大黄5~8克，蜈蚣1条。

—用**法**—将上2味共研成细粉，倒入温开水冲服，1次服完。孕妇不可服用。

—功**效**—泻火解毒。

—主**治**—适用于牙痛，尤其适用于胃火牙痛。

民间验方五

—组**成**—白芷、细辛、制川乌、制草乌、冰片各10克。

—用**法**—将上药共研细末，过20目筛，混合后用适量医用凡士林调成膏状。将龋洞内食物残渣清除后，取药膏适量放入龋洞。

—功**效**—祛风散寒，散热止痛。

—主**治**—适用于龋齿痛，风火牙痛，胃火牙痛，尤以龋齿痛效果最佳。

—注**意**事**项**—切记将药膏放入龋洞内，如误落入口中，应立即用清水漱口。

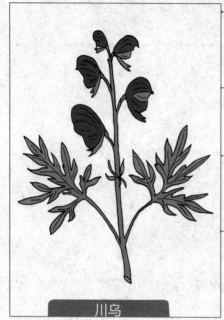

入药部位

植物的干燥母根。

性味归经

辛、苦，热。归心、肝、肾、脾经。

功效

祛风除湿，温经止痛。

主治

风寒湿痹，关节疼痛，心腹冷痛，寒疝作痛等。

川乌

民间验方六

———组 成———扁竹蓼 100 克。

———用 法———每日 1 剂，水煎，分 3 次服。

———功 效———清热杀虫。

———主 治———适用于牙痛。

健康指南

1 去痛片之类的止痛药是治疗牙痛的常用药物，而误用于孕妇及溃疡病患者，会引起不良的后果。

2 三叉神经痛、颞下颌关节功能紊乱常被误作牙痛而延误治疗。

3 患者应积极治疗原发病，如龋齿、冠周炎等疾病。

4 在急性炎症期要及时口服抗生素。

5 保持口腔卫生，养成早晚刷牙以及饭后漱口的好习惯。

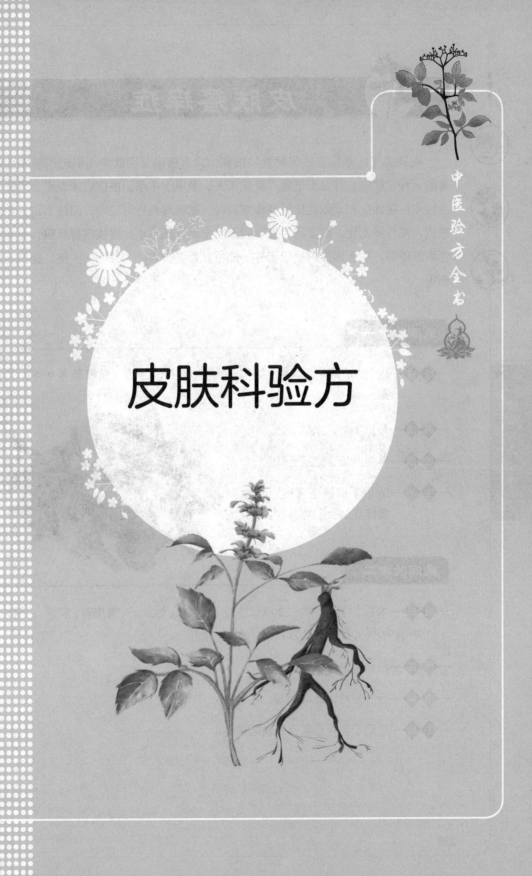

皮肤科验方

皮肤瘙痒症

　　皮肤瘙痒症是指皮肤无原发性损害，只有瘙痒及因瘙痒而引起的继发性损害的一种皮肤病，好发于老年人及成年人，多见于冬季。根据临床表现，可分全身性皮肤瘙痒症和局限性皮肤瘙痒症两种。前者周身皆可发痒，部位不定，此起彼伏，常为阵发性，以夜间为重。病人因痒而搔抓不止，皮肤常有抓痕、血痂、色素沉着等。后者瘙痒仅局限于某一部位，常见于肛门、外阴、头部、腿部、掌部等。

民间验方一

—组 成—生地 30 克，煅龙牡 15 克，玄参、当归、丹参、血蒺藜各 9 克，炙甘草 6 克。

—用 法—每日 1 剂，水煎服。

—功 效—养血润燥，息风止痒。

—主 治—适用于皮肤瘙痒症，阴囊瘙痒症，女阴瘙痒症。

当归

民间验方二

—组 成—木香 10 克，炒枣仁 20 克，陈皮、大腹皮、地肤子、带皮苓、苦参、白鲜皮、防风、荆芥各 9 克，浮萍 6 克。

—用 法—每日 1 剂，水煎服。

—功 效—行气安神，散风利湿。

—主 治—适用于各种顽固性皮肤瘙痒症。

中医验方全书

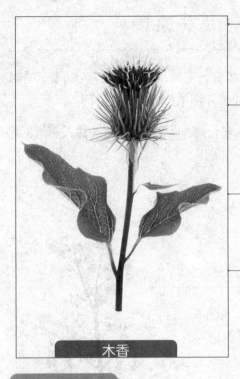

入药部位

植物的干燥根。

性味归经

辛、苦，温。归脾、胃、大肠、三焦、胆经。

功效

行气止痛，健脾消食。

主治

胸胁、脘腹胀痛，泻痢后重，食积不消，不思饮食等。

木香

民间验方三

—组 成—川芎 15 克，桂枝、白芍、大枣、生姜、蝉蜕、炙甘草各 10 克，肉桂 6 克，蜈蚣（研冲）1 条。

—用 法—每日 1 剂，水煎，分 2 次服。

—功 效—扶正祛邪，调和气血。

—主 治—适用于全身性皮肤瘙痒症，风寒证。

民间验方四

—组 成—槐花、茜草、丹皮、紫草各 20 克，金银花、重楼、白鲜皮各 15 克，甘草 10 克。

—用 法—每日 1 剂，水煎 3 次，前 2 煎，分 2 次服，第 3 煎，待温后外洗。

—功 效—清热解毒，凉血活血，祛瘀透疹。

—主 治—适用于全身性皮肤瘙痒症。

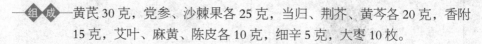

民间验方五

组　成——黄芪30克，党参、沙棘果各25克，当归、荆芥、黄芩各20克，香附15克，艾叶、麻黄、陈皮各10克，细辛5克，大枣10枚。

用　法——上药水煎服，日服3次，每次药量约200毫升。本方为成人剂量，儿童酌减。

功　效——补气养血，疏风止痒。

主　治——适用于皮肤瘙痒症。

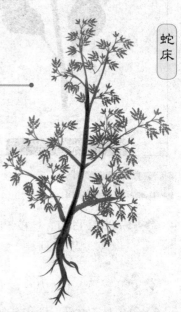

蛇床

民间验方六

组　成——蛇床子15克，苦楝皮、马齿苋、鱼腥草、龙胆草、枯矾、地肤子、豨莶草各12克，白蔹9克，朴硝6克。

用　法——制成200毫升合剂。每次用40毫升加沸水适量，坐浴。

功　效——清热，利湿，止痒。

主　治——适用于肛门皮肤瘙痒。

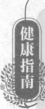
健康指南

① 皮肤瘙痒的人应该多喝水，多吃一些养阴清燥的食物。不吃辛辣刺激的食物，以及油炸等油腻的食物。

② 多吃含维生素B丰富的食物，如豌豆、黄豆、香菇等。

③ 有些是因为使用了不当的化妆品导致皮肤瘙痒，因此在选择化妆品的时候尽量选择刺激性小、成分简单的化妆品。

④ 秋冬季节应给皮肤多补水，多涂抹一些保湿护肤品。

痱 子

　　痱子是一种夏令常见的皮肤病，常由外界气温增高时，汗液分泌过多而停留于皮肤表面所致，多发于头面、胸、腹、肩颈、肘窝和股部。表现多为密集红色小豆疹或小疱，感染后可发展成脓胞疮或疖肿。有瘙痒和灼热感。

民间验方一

—组 成—黄瓜1根。

—用 法—洗净，切片。涂擦患处，每日洗澡后及临睡前各1次。

—功 效—清热解毒。

—主 治—适用于痱子。

民间验方二

—组 成—花椒30克。

—用 法—将花椒加水3000毫升，煎煮，待温后洗患处。

—功 效—杀虫止痒。

—主 治—适用于痱子。

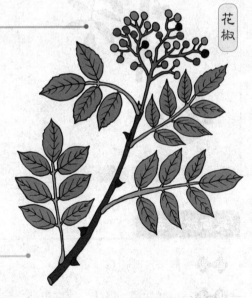

花椒

民间验方三

—组 成—鲜马齿苋150克。

—用 法—将马齿苋切碎，加水200克，煎15分钟，弃渣取汁，凉后外涂，每天5~6次。

—功 效—清热解毒。

—主 治—适用于痱子。

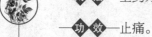
—组 成—绿豆粉 30 克，滑石 15 克，黄柏 9 克，轻粉 6 克。

—用 法—上药为细末。以软绢帛蘸药扑于患处。

—功 效—止痛。

—主 治—适用于痤痱疮作痒，抓之皮损，随后又疼者。

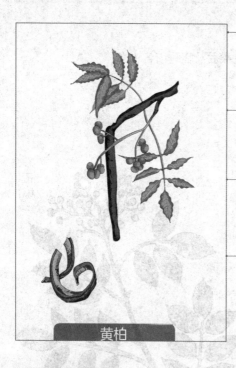

黄柏

入药部位

植物的树皮。

性味归经

苦，寒。归肾、膀胱经。

功效

清热燥湿，泻火除蒸，解毒疗疮。

主治

黄疸，带下，热淋，盗汗，遗精，
湿疹瘙痒等。

民间验方五

—组 成—鲜苦瓜叶适量。

—用 法—捣烂如泥，挤汁，涂搽患处，每日 3 次。

—功 效—清暑解毒。

—主 治—适用于身体各部位的痱子。

中医验方全书

民间验方六

—组 成—黄黏土 1 小块，冰片 10 克。

—用 法—取地下较深处的黄黏土块，晒干，碾碎，过筛留粉末。冰片研细，与黄土粉调匀。涂撒在痱子上，每日 1~2 次。

—功 效—清热，止痛。

—主 治—适用于痱子，小疮疖红痒。

民间验方七

—组 成—鲜丝瓜叶 60 克。

—用 法—洗净捣烂，用纱布绞汁，外涂患处。

—功 效—清热解毒。

—主 治—适用于痱子。

民间验方八

—组 成—鲜苦瓜 1 个。

—用 法—将苦瓜切丝，装碗中，加食盐 1 撮（0.3~0.5 克），搅拌，腌制几分钟，揉汁搽患处，每天 1~2 次。

—功 效—清热解毒。

—主 治—适用于痱子。

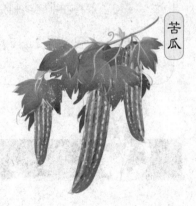

苦瓜

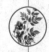

民间验方九

—组 成—枸杞梗带叶适量。

—用 法—将枸杞梗及叶洗净，放入盆内加水煮 1 小时，晾晒。冲洗身上的痱子，每日 2 次。

—功 效—清血热，止痛痒。

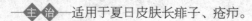

— 主 治 — 适用于夏日皮肤长痱子、疮疖。

— 组 成 — 绿豆粉、滑石粉各等份。

— 用 法 — 将两粉和匀。用时洗净患处，

扑撒于痱子上。

— 功 效 — 清热解毒。

— 主 治 — 适用于炎夏长痱子成疮。

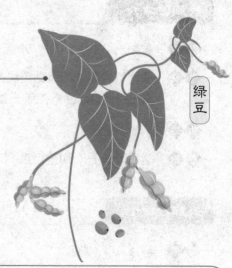

绿豆

健康指南

❶ 每天至少洗澡 1 次，保持身体的清洁。

❷ 居住处应保持空气流通、凉爽。

❸ 不可用手挤弄，衣服要勤换洗。

❹ 忌茶和咖啡之类刺激性食品。

❺ 避免强烈的日光照射。

冻　疮

　　冻疮是指局部皮肤、肌肉因寒气侵袭、血脉凝滞，形成局部血液循环障碍，而致皮肉损伤的疾患，多发于手、足、耳郭等暴露部位。常由耐寒性差，或暴冷着热与暴热着冷等引起。初起局部皮肤苍白漫肿、麻木发冷，继则呈青紫色，或有斑块、边缘赤红，自觉灼痛、瘙痒。轻者十天左右自行消散，重者则疼痛加剧，可出现紫血疱，皮肤溃烂，至天暖才愈。严重的有水疱，疱破后可形成溃疡，有瘙痒和烧灼之感，甚者有痛感。

组 成——茄梗、蒜梗各适量。

用 法——切碎，煎水。洗烫，每晚 1 次。

功 效——清热，消肿。

主 治——适用于冻疮红肿、发痒。

组 成——鲜山药适量，蓖麻子仁 3~5 粒。

用 法——洗净，共捣烂。敷于患部，干即更换，数次即消。

功 效——润肤，消肿。

主 治——适用于冻疮。

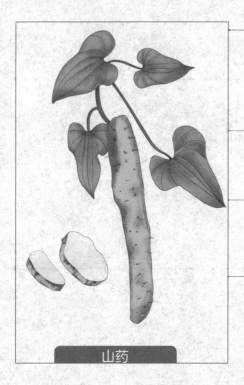

山药

入药部位

植物的干燥根茎。

性味归经

甘，平。归脾、肺、肾经。

功效

益气养阴，补益脾肺，补肾固精。

主治

脾虚食少，大便溏泄，肺虚咳喘、遗精尿频，阴虚消渴等。

皮肤科验方

民间验方三

—组 成—活蟹 1 只，蜂蜜适量。

—用 法—活蟹烧存性，研成细末，以蜂蜜调匀。涂于患处，每日更换 2 次。

—功 效—清热解毒，疗疮排脓。

—主 治—适用于冻疮溃烂不敛。

民间验方四

—组 成—白萝卜（或胡萝卜）1 根。

—用 法—将萝卜洗净，切大厚片，烘烤热。临睡前涂擦患处，至皮肤发红为止，连续至愈。

—功 效—化滞散瘀，活血消肿。

—主 治—适用于冻疮（皮肤红肿未溃者）。

民间验方五

—组 成—老丝瓜、猪油各适量。

—用 法—将老丝瓜烧灰存性，和猪油调和。涂患处。

—功 效—通络，消肿。

—主 治—适用于手足冻疮。

民间验方六

—组 成—鲜山楂 100 克。

—用 法—将山楂烧熟捣烂，敷患处。

—功 效—活血散瘀。

—主 治—适用于新旧冻疮。

民间验方七

—组成—谷糠适量。

—用法—将谷糠放盆内点烧，烘烤患处，每日烤 1 次，数日即可生肌。

—功效—活血，消肿。

—主治—适用于冻疮。

民间验方八

—组成—马勃 1 块。

—用法—将疮面先涂一层土霉素软膏，再敷上适量马勃，包扎 3~4 天。

—功效—解毒，止血，收敛。

—主治—适用于冻疮溃烂者。

民间验方九

—组成—尖辣椒 10~15 克，白酒适量。

—用法—将辣椒切作细丝，以好白酒浸泡 10 天，去渣过滤即成。涂于局部红肿发痒处，每日 3~5 次。要轻轻涂擦，防止将皮肤搓破。

—功效—活血散瘀。

—主治—适用于疮初起局部红肿发痒。

民间验方十

—组成—花生皮、醋、樟脑、酒精各适量。

—用法—先将花生皮炒黄，研碎，过筛成粉末，每 50 克加醋 100 毫升调成糊状，放入樟脑粉 1 克、酒精少许调匀。将厚厚的一层药敷于患处，用纱布包好固定，一般轻症 2~3 天可愈。

功效——活血，消肿。

主治——适用于冻伤初起局部红肿发痒未溃烂者。

樟

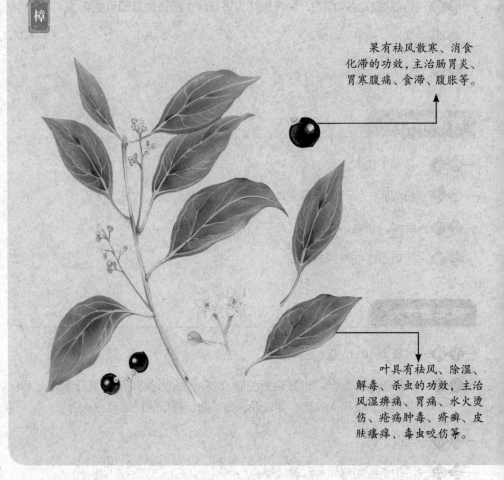

果有祛风散寒、消食化滞的功效，主治肠胃炎、胃寒腹痛、食滞、腹胀等。

叶具有祛风、除湿、解毒、杀虫的功效，主治风湿痹痛、胃痛、水火烫伤、疮疡肿毒、疥癣、皮肤瘙痒、毒虫咬伤等。

中医验方全书

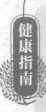

健康指南

❶ 忌用火烤、热水烫等加热措施复温。

❷ 禁止使用冷水浴、雪搓、捶打等方法治疗。

❸ 在冻伤的急性期，必须避免伤肢运动。

❹ 重伤者应注射破伤风类毒素，预防破伤风发生。

痤 疮

　　痤疮是青春期常见的一种毛囊、皮脂腺的慢性炎症，多发于青年男女面、胸、背部，呈针头或米粒大小的粟疹，或见黑头，能挤出粉渣状分泌物。该病与雄性激素、皮脂和毛囊内的微生物有关。青春期雄性激素增多，皮脂腺增大，皮脂分泌增多，同时使毛囊、皮脂腺导管角化过度，皮脂淤积于毛囊形成脂栓，即粉刺。此外，遗传、内分泌障碍、多脂多糖类及刺激性饮食、高温气候及某些化学因素等，对本病的发生和发展亦可能起一定作用。中医称为"肺风粉刺"，认为该病多因过食肥甘厚味，脾胃湿热，内蕴上蒸，外受风邪等所致。

民间验方一

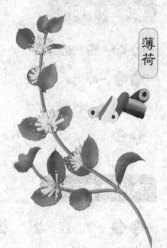

薄荷

—组　成—黄芩、花粉、葛根、生地、赤芍、川芎各9克，当归、红花各6克，薄荷1克。

—用　法—每日1剂，水煎服。

—功　效—清热滋阴，凉血活血。

—主　治—适用于痤疮。

民间验方二

—组　成—丝瓜藤水适量。

—用　法—丝瓜藤生长旺盛时期，在离地1米以上处将茎剪断，把茎部剪断部分插入瓶中（勿着瓶底），以胶布护住瓶口，放置1昼夜，藤茎中有清汁滴出，即可得丝瓜藤水搽患处。

—功　效—清热，润肤。

—主　治—适用于粉刺，痤疮。

皮肤科验方

民间验方三

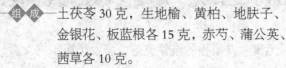

—组 成—土茯苓 30 克，生地榆、黄柏、地肤子、
金银花、板蓝根各 15 克，赤芍、蒲公英、
茜草各 10 克。

—用 法—水煎服，每日 1 剂。

—功 效—清热解毒，活血祛湿。

—主 治—适用于痤疮患者。

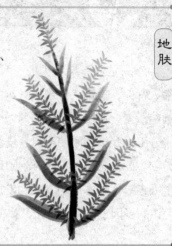

地肤

民间验方四

—组 成—橙核适量。

—用 法—晒干，研极细，以水调。临睡前涂抹面部，次晨洗掉。

—功 效—润肌祛痣。

—主 治—适用于粉刺，痤疮。

民间验方五

—组 成—穿心莲、薏仁、败酱草各 30 克。

—用 法—水煎服，每天 1 剂，分 2 次服。

—功 效—清热解毒。

—主 治—适用于痤疮。

民间验方六

—组 成—丹参、白花蛇舌草各 20 克，神曲 15 克，紫草 10 克，制大黄 9 克。

—用 法—每日 1 剂，水煎服。

—功 效—清热解毒，凉血止血。

—主 治—适用于青年男女颜面、胸及背部等皮脂腺发达部位痤疮，或伴发丘疹、
脓疱者。

加减——脓疱严重者，加野菊花、连翘各 15 克，黄芪 20 克；痒者，加蝉衣，同时外涂冰片三黄散（冰片 3 克，川黄连、生大黄、硫黄各 10 克，研为细末，香油调涂之，每日 2 次）。

民间验方七

组成——丹参 100 克。

用法——将丹参研成细粉，装瓶备用。每次 3 克，每天 3 次内服。

功效——活血化瘀。

主治——适用于痤疮。

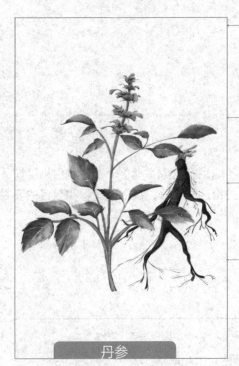

丹参

入药部位

植物的根。

性味归经

苦，微寒。归心、心包、肝经。

功效

活血祛瘀，凉血消痈，养血安神。

主治

月经不调，心腹疼痛，风湿热痹，疮疡肿痛，烦躁不寐，心悸，失眠等。

民间验方八

组成——香油、使君子各适量。

用法——使君子去壳，取出种仁放入铁锅内，文火炒至微有香味，晾凉，放入香油内浸泡 1~2 日。每晚睡前吃使君子仁 3 个(成人量)，10 日为 1 疗程。

功 效——健脾胃，润燥，消积，杀虫。

主 治——适用于面部痤疮，酒糟鼻。

注 意 事 项——使君子用量不宜过大，服用使君子时，也不要饮茶，否则可引起反胃恶心、眩晕等不良反应。

民间验方九

组 成——生地 30 克，蒲公英 15 克，赤芍、丹皮、重楼、昆布、夏枯草、海藻、炒莪术、炒三棱各 9 克。

用 法——每日 1 剂，水煎服。

功 效——凉血清热，消痰软坚。

主 治——适用于囊肿性痤疮。

民间验方十

组 成——白果仁适量。

用 法——每晚睡前用温水将患部洗净（不能用肥皂或香皂），然后将白果仁切成片，反复擦患部，边擦边削去用过的部分，每次按病程和数目的多少用 1~2 粒即可。

功 效——解毒排脓。

主 治——适用于痤疮。

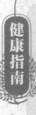

健康指南

① 不要用手去挤、捏痤疮，否则容易引起感染。

② 女性应该注意生理周期是否正常，及时治疗痛经，发作期不要使用化妆品，尤其是油性以及粉状化妆品。

③ 还要保持心情舒畅及面部卫生，避免使用油性洁面乳。

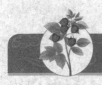

湿 疹

　　湿疹是由多种内外因素引起的一种炎症性瘙痒性皮肤病，分急性、亚急性、慢性三种。不分男女，任何年龄，任何部位均可能患病。急性湿疹，常见于头面、耳后、四肢远端、露出部位，及外阴、肛门等处，多对称分布，表现为红斑、丘疹、丘疱疹、水疱，密集成群，边界不清，奇痒无比。亚急性湿疹，多由急性湿疹转来，皮损炎症较轻，以鳞屑和结痂为主，可有轻度糜烂和瘙痒。慢性湿疹，由亚急性湿疹转来，病变处皮肤增厚，浸润，表面粗糙，覆有少量鳞屑，常有色素沉着，常反复发作，但皮疹消退后，不留永久性的痕迹。中医认为其由风湿热侵入肌肤而成。急性、亚急性以湿热为主，慢性乃因久病耗血所致。

民间验方一

—组　成—白糖 120 克。

—用　法—锅内放 2000 毫升水，下白糖，煮沸翻滚倒入盆内。趁热熏患处，待水温适度，再洗患处，每日 2 次，连用 2 天可愈。

—功　效—清热燥湿。

—主　治—适用于阴囊湿疹。

民间验方二

—组　成—玉米须适量。

—用　法—将玉米须烧灰存性，研为末，以香油调拌，外敷患处。

玉米

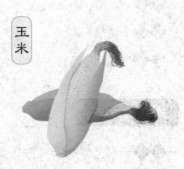

—功　效—清利湿热。

—主　治—适用于湿疹。

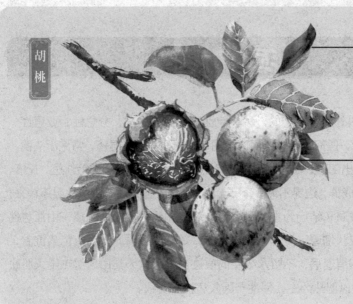

胡桃

叶具有解毒消肿、收敛止带、清热杀虫、抗菌抗炎的功效。

果实有补肾、固精强腰、温肺定喘、润肠通便的功效，主治肾虚喘嗽、腰痛脚弱、阳痿遗精、小便频数、石淋等。

民间验方三

- 组 成——胡桃仁适量。
- 用 法——将胡桃仁捣碎，炒至焦黑出油为度，研成糊状。敷患处，连用可痊愈。
- 功 效——滋阴润燥，解毒，祛湿。
- 主 治——适用于各种湿疹。

民间验方四

- 组 成——黄花菜鲜根（萱蓿菜）30克。
- 用 法——水煎，去渣饮服。
- 功 效——清热利湿。
- 主 治——适用于湿疹。

民间验方五

- 组 成——马齿苋60克（鲜马齿苋250克）。
- 用 法——净水洗净后，用水2000克煎煮20分钟，过滤去渣（鲜药煮10分钟）。用净纱布六七层蘸药水湿敷患处，每日2~3次，每次20~40分钟。

功效 — 清热解毒，除湿止痒。

主治 — 适用于急性湿疹，过敏性皮炎，接触性皮炎，丹毒，脓疱病。

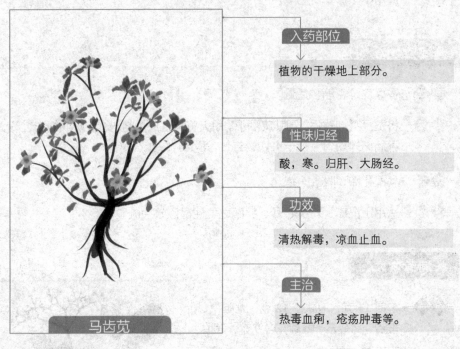

马齿苋

入药部位

植物的干燥地上部分。

性味归经

酸，寒。归肝、大肠经。

功效

清热解毒，凉血止血。

主治

热毒血痢，疮疡肿毒等。

民间验方六

组成 — 黑豆适量。

用法 — 将黑豆装入砂壶内，密闭壶盖，壶嘴向下，壶周围以木柴燃烧，约半小时，有黑色油汁自壶嘴滴出，继续燃烧，以不再滴出为度。用黑豆油10毫升、氧化锌90克配成10%的黑豆油氧化锌膏。用时直接涂患部，每日或隔日换药1次，直至痊愈。

功效 — 清热去湿，祛风解毒，收敛疗疮。

主治 — 适用于湿疹。

民间验方七

组成 — 绿豆适量。

用法 — 煎水饮用。

—功 效—清热解毒，清暑利湿。

—主 治—适用于湿疹。

民间验方八

—组 成—蚕豆皮、香油各适量。

—用 法—将蚕豆浸泡软后，剥其皮晒干。用火将蚕豆皮烘烤极焦，研成细末过筛，香油调拌均匀。敷于患处，每日1次。

—功 效—利湿化滞，收敛医疮。

—主 治—适用于湿疹，对头、耳、颜面之急性湿疹效果最显著。

民间验方九

—组 成—车前15克，地肤子12克，龙胆草、羊蹄、乌蔹莓、野菊花各9克，黄柏、明矾各6克。

—用 法—碎成粗末，煎水洗患处，每日2次。

—功 效—清热燥湿，杀虫止痒。

—主 治—适用于急性肛门湿疹。

乌蔹莓

民间验方十

—组 成—青鱼胆、黄柏各等份。

—用 法—将青鱼胆剪破，取胆汁，与黄柏粉末调匀，晒干研细。用纱布包裹敷于患处。

—功 效—清热解毒。

—主 治—适用于皮肤湿疹久治不愈者。

民间验方十一

组 成——鲜嫩番薯叶、食盐各适量，滑石粉少许。

用 法——嫩叶洗净切碎，加入食盐共捣烂，水煎。乘温洗涤患处，洗后用滑石粉撒布。

功 效——清热解毒。

主 治——适用于阴囊湿疹。

民间验方十二

组 成——土茯苓 15 克，苦参、生薏苡仁、白蒺藜、地肤子、白鲜皮、焦山栀、苍术各 10 克，蝉衣、生甘草各 5 克。

用 法——水煎服，每日 1 剂。

功 效——清热解毒，祛风化湿。

主 治——适用于小儿急性湿疹。

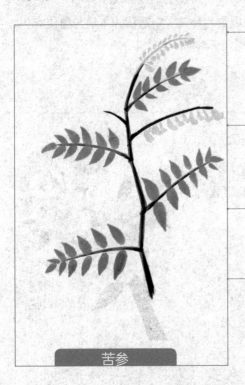

苦参

入药部位

植物的根。

性味归经

苦，寒。归心、肝、胃、大肠、膀胱经。

功效

清热燥湿，祛风杀虫，利尿。

主治

下焦湿热，带下，阴痒，皮肤瘙痒，热淋涩痛等。

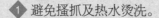

健康指南

① 避免搔抓及热水烫洗。

② 尽量避免外界刺激，尤其是香皂、肥皂等碱性洗涤物。

③ 穿衣服尽量穿全棉制品及不刺激皮肤的衣服。

④ 尽量避免吃容易致敏的或者刺激性的食物，比如辣椒、咖啡、酒等。

雀 斑

　　雀斑又名雀儿斑、雀子，是指皮肤暴露部位出现的褐色或淡褐色针头至黄豆大小的斑点，多见于女性，好发于面部，也可发生于颈部及手背部，只影响人的容貌。雀斑与阳光刺激有关，夏季表现更为显著。中医认为本病与遗传有关，多因肾水不足，火邪郁于经络血分，复感风邪凝滞所致。

民间验方一

—**组 成**—桃花、冬瓜仁各等份，蜂蜜适量。

—**用 法**—将桃花阴干，研成细粉，冬瓜子去壳，研末，加入蜂蜜调匀，夜晚以此蜜敷面，每晨起洗净，每天1次。

—**功 效**—理气活血，润养祛斑。

—**主 治**—适用于雀斑。

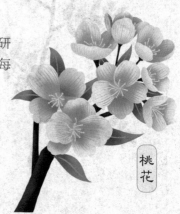

桃花

民间验方二

—组 成—黑丑、鸡蛋清各适量。

—用 法—黑丑研细末，用鸡蛋清调匀，备用。每晚睡前涂于患处及面部，早起后除去。

—功 效—美容护肤。

—主 治—适用于雀斑。

民间验方三

—组 成—赤小豆、米糠各适量。

—用 法—置于锅中烤，然后研为粉末，与米糠混合，加入开水，饮用即可。

—功 效—祛斑美容。

—主 治—适用于雀斑。

民间验方四

—组 成—茵陈 20 克，生地榆、老紫草、地肤子、土茯苓各 15 克，赤芍 10 克。

—用 法—水煎服，每日 1 剂。

—功 效—清热凉血，消斑美容。

—主 治—适用于雀斑。

民间验方五

—组 成—苍耳子适量。

—用 法—将苍耳子洗净、焙干，研成细末。每次饭后服 3 克，每日 3 次。

—功 效—祛风和血。

—主 治—适用于雀斑。

民间验方六

组成——旋覆花适量。

用法——将旋覆花去杂质择干净，每日以冲泡旋覆花的水洗脸。

功效——祛斑美容。

主治——适用于雀斑。

民间验方七

组成——丹参24克，益母草12克，当归、生地、赤芍、白芍、丹皮、泽兰、郁金、陈皮、香附各9克，川芎、白芷各6克。

用法——水煎服，每日1剂。

功效——活血，理气。

主治——适用于面部色素沉着。

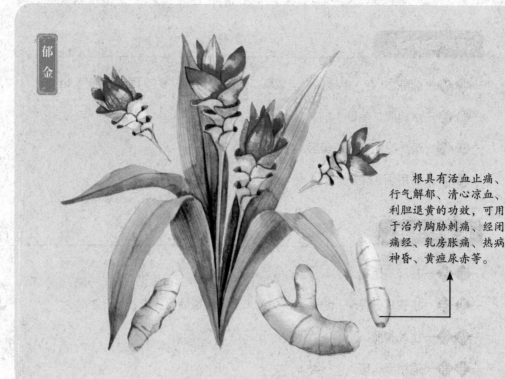

郁金

根具有活血止痛、行气解郁、清心凉血、利胆退黄的功效，可用于治疗胸胁刺痛、经闭痛经、乳房胀痛、热病神昏、黄疸尿赤等。

1 日常做好防晒工作。

2 预防各种电离辐射，慎用各种有创伤性的治疗方法。

3 不要使用含有激素、铅、汞等有害物质的祛斑霜。

4 治疗期间要禁烟酒，不要熬夜。

5 要多喝水，多吃蔬菜和水果。

头 癣

　　头癣是发生于头部毛发及皮肤的真菌病。表现为头发无光泽，脆而易断，头皮有时发红，有脱屑或结痂。结黄痂致永久性秃发的是黄癣，脱白屑而不损害毛发生长的是白癣，均有传染性。口服灰黄霉素有效，还应配合剃发、清洗及患处涂药。

民间验方一

——组 成——花椒适量。

——用 法——用花生油煎花椒，去渣，候冷，敷患处。

——功 效——杀虫，治癣。

——主 治——适用于头癣。

花椒

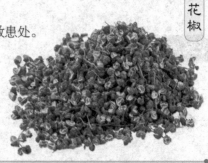

民间验方二

——组 成——大蒜适量。

——用 法——大蒜去皮捣烂如泥，调香油或凡士林软膏。将患者头发剃去，敷药，每日或隔日换药 1 次，敷后有灼热感。

—功效—杀菌驱虫。

—主治—适用于头癣。

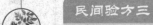

民间验方三

—组成—野菊花适量。

—用法—将野菊花根茎叶用清水洗净，按 60 克野菊花 500 克水的比例，放在锅里煮开 1~2 小时，去渣后用煎出的水洗头癣，洗时一定要把癣皮洗去，连洗 3 天。

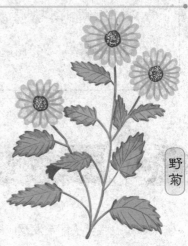

野菊

—功效—解毒消肿，杀虫治癣。

—主治—适用于头癣。

民间验方四

—组成—露蜂房适量。

—用法—将露蜂房洗净，焙干研为末，用猪油调敷。

—功效—祛风攻毒，散肿止痛。

—主治—适用于头癣。

民间验方五

—组成—五倍子 30 克。

—用法—将五倍子煎汁，以米醋 120 克调和，涂之，初觉痛，每日涂数次，连涂 3 日。

—功效—杀虫治癣。

—主治—适用于头癣。

民间验方六

—组 成—烟叶 150 克。

—用 法—水煎。涂拭患处，每日 2 或 3 次。

—功 效—解毒，消肿，杀虫。

—主 治—适用于头癣。

民间验方七

—组 成—川楝子 60 克。

—用 法—将上药剥去皮，入锅内炒黄（勿焦），研末，用熟猪油调成糊，备用。
用时先剃光头，每日 1 次涂头癣处，头发长出后剃头，再上药，直至治愈。

—功 效—杀虫灭菌。

—主 治—适用于头癣。

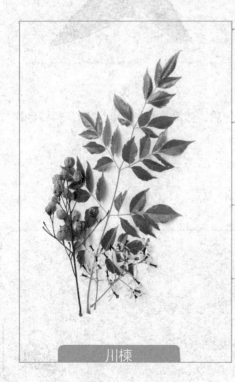

川楝

入药部位

植物的成熟果实。

性味归经

苦，寒，有小毒。归肝、胃、小肠、膀胱经。

功效

行气止痛，杀虫。

主治

胁肋疼痛，脘腹疼痛，疝气疼痛，虫积腹痛，头癣等。

皮肤科验方

民间验方八

—组 成—甘蔗皮、香油各适量。

—用 法—甘蔗皮烧存性，研细末，以香油调匀。涂于患处，每日 2 次。

—功 效—清热，润燥。

—主 治—适用于头癣。

民间验方九

—组 成—芦荟 30 克，炙甘草 15 克。

—用 法—将芦荟晒干，和炙甘草共为细末，用热水将患处洗净，敷药粉于患处，连敷数次。

—功 效—泻热导积，杀虫消炎。

—主 治—适用于头癣。

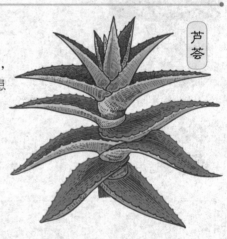

芦荟

民间验方十

—组 成—紫草 9 克，老芝麻油 15 克。

—用 法—先将老脂麻油烧热，将紫草炸焦后，放冷，把头癣痂洗净，再将油搽于患处，连搽数次。

—功 效—凉血解毒。

—主 治—适用于头癣。

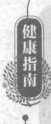

健康指南

1 注意个人卫生，要做到常洗头。

2 对患者的贴身衣物进行消毒，避免交叉感染。

3 要注意饮食均衡，忌食鱼腥等发物。

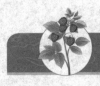

手　癣

手癣是由于真菌侵犯手部表皮所引起的浅部真菌性皮肤病，多由足部传染而来，亦可直接发病。其临床特点是，初起紫白斑点、瘙痒，以后叠起白皮而脱屑，日久则皮肤粗糙变厚延及全手。

民间验方一

— 组 成 — 醋适量。

— 用 法 — 用塑料袋装醋，将手泡在醋中一夜。数次可愈。

— 功 效 — 散瘀，解毒，杀虫。

— 主 治 — 适用于鹅掌风，灰指甲。

民间验方二

— 组 成 — 大麦芒适量。

— 用 法 — 点燃大麦芒，用其烟熏手掌。7天内手不沾水即愈。

— 功 效 — 消炎，杀菌。

— 主 治 — 适用于鹅掌风。

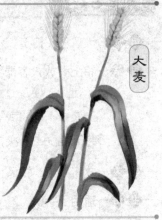

大麦

民间验方三

— 组 成 — 豆腐泔水2碗，透骨草6克。

— 用 法 — 用豆腐泔水煎透骨草，数沸后稍温。用此水洗手并浸泡，每日1次，数日即愈。

— 功 效 — 清热破滞。

— 主 治 — 适用于鹅掌风。

民间验方四

组 成 海带丝 120 克，白肥猪肉 100 克。

用 法 白水煮熟，不放任何调料。连汤及海带、白肉同食。

功 效 消痰软坚。

主 治 适用于鹅掌风。

民间验方五

组 成 白凤仙花（连根）2 大棵，明矾 120 克。

用 法 将凤仙花和明矾加醋 240 克，共捣烂涂搽患处。大伏天治疗为宜。

功 效 活血通络，消肿止痛。

主 治 适用于手癣。

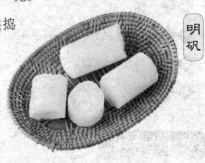

明矾

民间验方六

组 成 大风子（捣）、木鳖子（捣）、地骨皮、皂角刺各 31 克。

用 法 将上药放入容器中，用陈醋浸泡，以醋能淹没手背为度，48 小时后即可使用。使用过程中消耗的醋液可随时添加。将手洗净，擦干，放入药液中浸洗，每次 30~60 分钟，洗毕直接用毛巾将手上的醋液擦干即可。每天浸洗 1~2 次，15 天为 1 疗程。

功 效 攻毒杀虫，祛风止痒。

主 治 适用于手癣。

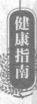
健康指南

① 避免接触化学物质，减少对手部皮肤的不良刺激。

② 要注意保持双手干燥、清洁。

③ 注意防止搔抓，避免过度搔抓导致皮肤破皮。

中医验方全书

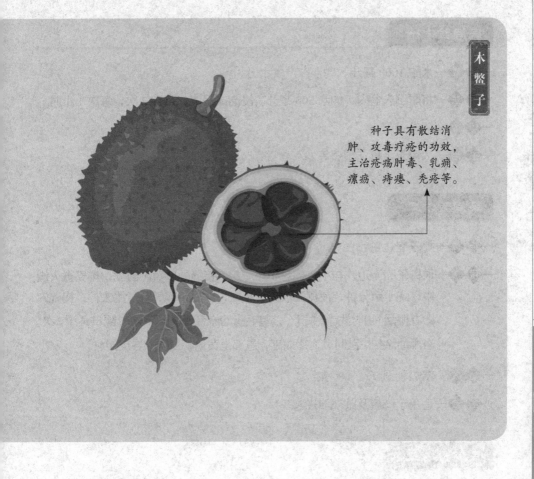

木鳖子

种子具有散结消
肿、攻毒疗疮的功效，
主治疮疡肿毒、乳痈、
瘰疬、痔瘘、秃疮等。

皮肤科验方

脚 癣

　　脚癣俗称脚气，是由丝状真菌侵入足部表皮所引起的真菌性皮肤病。通过与病人共用拖鞋、擦脚布等传染。该病流行广泛，常发生在趾间或足底，可分为干性和湿性两种。干性主要表现为皮肤干燥、脱皮，冬季易皲裂。湿性主要表现为脚趾间有小水疱、糜烂、皮肤湿润、擦破老皮后见潮红，并渗出黄水。干性和湿性都会奇痒，两者也可能同时存在，一般反复发作，春夏加重，秋冬减轻，常有继发感染引起疼痛、发热。中医认为其病因多为湿热下注，或因久居湿地染毒所致。

民间验方一

组 成 米醋 1000 毫升。

用 法 将醋倒入盆内，加水 500 毫升。浸泡或浸洗，每日 2 次，每次 1 小时。

功 效 消炎杀菌。

主 治 适用于足癣，湿疹等。

民间验方二

组 成 椰子壳适量。

用 法 取椰子壳半边，与小锡碗对扣在一起，接缝处以黄泥封固，椰壳置火炭中燃烧十余分钟，使椰壳被烧一小穴，然后将椰壳及黄泥去掉，锡碗内即有椰油。用时洗净，拭干，以鸡毛蘸油涂患处，干了再涂，隔日再涂2次。当椰油涂到烂趾时，有疼痛感，患部呈黄色，后脱一层皮即愈。

功 效 清热利湿。

主 治 适用于脚癣及趾部溃烂。

民间验方三

组 成 盐 3000 克。

用 法 蒸热倒在布上。将足裹紧，以足踏盐，令脚心热，以踏至盐不热为度。每晚 1 次。

功 效 凉血解毒。

主 治 适用于脚癣。

民间验方四

组 成 黄豆 150 克。

用 法 将黄豆砸成碎粒，加水煎煮。常用此法洗脚，效果良好。

功 效 除水湿，祛风热。

主 治 适用于脚癣，湿疹。

—组 成—陈高粱（5年以上者）适量。

—用 法—将陈高粱焙黄，研为细末。干涂患处。

—功 效—温中，燥湿。

—主 治—适用于脚癣。

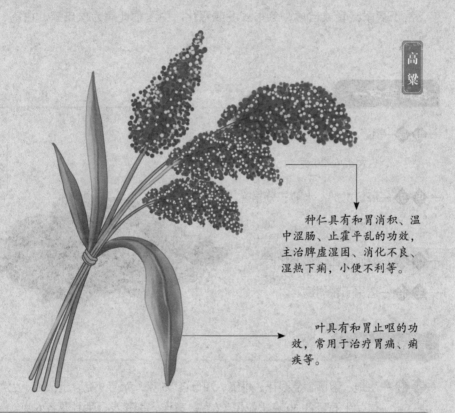

高粱

种仁具有和胃消积、温中涩肠、止霍平乱的功效，主治脾虚湿困、消化不良、湿热下痢，小便不利等。

叶具有和胃止呕的功效，常用于治疗胃痛、痢疾等。

皮肤科验方

健康指南

❶ 要注意坚持用药，不要用手抓患处。

❷ 注意保持清洁卫生，保持鞋袜的干燥。

❸ 专物专用，避免传染给他人。

❹ 情绪要平和，还要注意饮食清淡，避免食用辛辣刺激的食物。

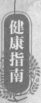

银屑病

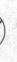

　　银屑病又称牛皮癣，是一种常见的皮肤病，常发于头皮和四肢伸侧，尤其是肘和膝关节附近。临床表现以浸润性红斑及多层银白色鳞屑的血疹或斑片为主，病程缓慢，有多发倾向，刮去鳞屑及其下面的发亮薄膜后有点状出血，有痒感，常于夏季减轻或自愈，冬季复发或恶化。中医称此病为松皮癣、白疮、干癣等。

民间验方一

—组 成—生大黄（后下）3~15 克，

　　　　熟大黄 6~20 克。

—用 法—每日 1 剂，水煎，分早晚

　　　　2 次服。

—功 效—凉血活血，祛邪化瘀。

—主 治—适用于银屑病。

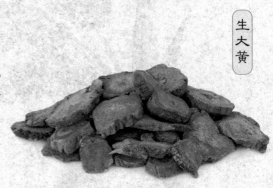

生大黄

民间验方二

—组 成—生地、紫草、金银花、丹皮、知母各 15 克，赤芍 9 克，土茯苓、生薏苡仁、生石膏各 30 克，蛇蜕 12 克，黄连、荆芥炭、生甘草各 6 克。

—用 法—每日 1 剂，水煎服。

—功 效—清热解毒，凉血利湿。

—主 治—适用于银屑病。

民间验方三

—组 成—白花蛇舌草、乌梢蛇各 60 克，三七粉、苦参各 50 克，白鲜皮、土槿皮、

中医验方全书

赤芍、丹参、当归各 30 克。

—用法—将上药共研为细末，装入 0.3 克的胶囊中。用药头 3 天每日 1 粒，以后
为每日 3 次，每次 2 粒，均为饭后服用。20 天为 1 疗程。

—功效—清热解毒，凉血活血。

—主治—适用于银屑病。

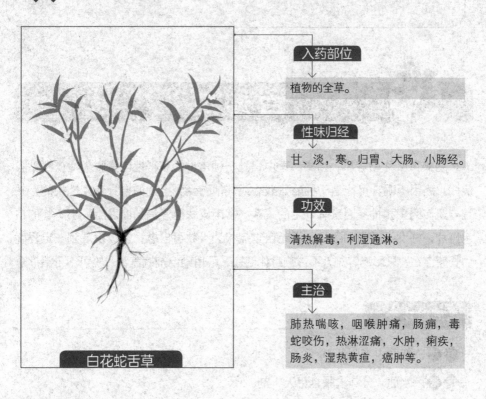

入药部位

植物的全草。

性味归经

甘、淡，寒。归胃、大肠、小肠经。

功效

清热解毒，利湿通淋。

主治

肺热喘咳，咽喉肿痛，肠痈，毒
蛇咬伤，热淋涩痛，水肿，痢疾，
肠炎，湿热黄疸，癌肿等。

白花蛇舌草

皮肤科验方

民间验方四

—组成—生地、玄参、板蓝根各 15 克，栀子、地丁、贝母、土茯苓各 12 克，蒲
公英、野菊花、桔梗、当归、赤芍、花粉各 10 克，甘草 6 克。

—用法—每日 1 剂，水煎服。

—功效—清营透热，解毒活血。

—主治—适用于银屑病。

健康指南

1. 此病极易复发，难治，病好后应巩固一段时间。

2. 注意传染和个人卫生。

3. 饮食宜清淡，避免甘肥厚味。

4. 避免情绪刺激，保持心情舒畅。

白癜风

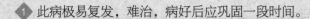

白癜风又称白驳风、白癜、斑白，是一种常见的获得性色素脱失性皮肤黏膜疾病。病因不明，可能是一种酪氨酸酶或其他酶受到干扰的自身免疫性疾病，并且与遗传因素和神经因素有一定的关系。常因皮肤色素消失而发生大小不等的白色斑片，好发于颜面和四肢，常无自觉症状。少数可自愈，多数发展到一定程度后长期存在，只影响容貌，不影响身体健康，可用染色剂遮盖，一般可不予治疗。

民间验方一

组成 红花、当归各 10 克。

用法 水煎，分 2 次服，每天 1 剂。

功效 活血祛瘀。

主治 适用于白癜风。

民间验方二

组成 当归、柏子仁（去壳）各 250 克。

用法 将上 2 味分别烘干研细粉，炼蜜为 120 丸，每次 1 丸，每天服 3 次。

功效 活血养血。

主治 适用于白癜风。

民间验方三

—组 成—枯矾、防风各等份。

—用 法—共为细末，以鲜黄瓜切片蘸药面涂搽患处，每天 2 次。

—功 效—收敛，燥湿解毒。

—主 治—适用于白癜风。

民间验方四

—组 成—何首乌、枸杞子各 15 克。

—用 法—水煎服，每天 2 次。

—功 效—滋阴，补肝益肾。

—主 治—适用于白癜风。

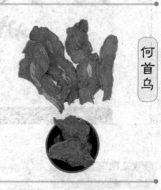

何首乌

民间验方五

—组 成—脂麻油、白酒各适量。

—用 法—每次用白酒 10~15 毫升，送服芝麻油 10~15 毫升，每日 3 次。连服 2 个月以上。

—功 效—润燥，祛瘢。

—主 治—适用于白癜风。

民间验方六

—组 成—白蒺藜 50 克，白茯苓、生黄芪、补骨脂、当归、丹参、鸡血藤各 30 克，红花、防风各 15 克。

—用 法—将上药共研末，用纯枣花蜜炼蜜为丸，每丸 10 克。口服，1 日 2 次，每次 1 丸。1 个月为 1 疗程，治疗 1~2 疗程。

—功 效—清热凉血，补肝肾。

—主 治—适用于白癜风。

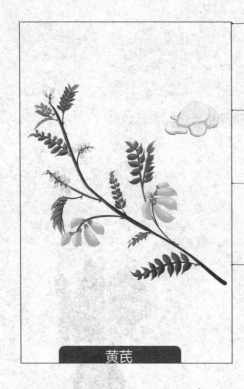

入药部位

植物的干燥根。

性味归经

甘，温。归脾、肺经。

功效

补气固表，利尿，托毒排脓，生肌。

主治

气短心悸，盗汗，体虚浮肿，痈疽难溃，小儿支气管哮喘，慢性肾炎和病毒性心肌炎等。

黄芪

民间验方七

组成——生大黄 50 克，甘油、酒精各适量。

用法——将大黄研末，过 120 目筛后加甘油 20 克，95%酒精适量，调匀成糊状，瓶装密封备用。用时先将患处用温开水洗净，晾干后用药膏涂搽，每天早晚各 1 次。

功效——破积行瘀。

主治——适用于白癜风。

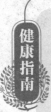
健康指南

❶ 避免阳光暴晒，夏季出门一定要做好防晒措施。

❷ 应多吃些含铜比较高的食物，不要吃辛辣的食物，包括酒、辣椒，还有海鲜产品也尽量少吃；不要过量食用含维生素 C 类的食物。

❸ 用良好的心态积极面对疾病，多进行户外运动，调节好情绪。

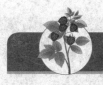

脱　发

　　脱发是由多种原因引起的毛发脱落的现象，生理性的如妊娠、分娩；病理性的如伤寒、肺炎、痢疾、贫血及癌症等都可能引起脱发。另外，用脑过度、营养不良、内分泌失调等也可能引起脱发。在临床上分为脂溢性脱发、先天性脱发、症状性脱发、斑秃等。中医认为脱发多由肾虚、血虚不能上荣于毛发，或血热风燥、湿热上蒸所致。

民间验方一

—组　成—透骨草 50 克。

—用　法—水煎，先熏后洗头，熏、洗各 20 分钟，每天 1 剂。洗后勿用水冲洗头发。连用 4~12 天。

—功　效—除湿祛风，活血化瘀。

—主　治—适用于脂溢性脱发。

民间验方二

—组　成—人参、黄芪、首乌、当归、生姜各 30 克，黑糯米 50 克，路路通 20 克。

—用　法—上药研成粗末，用食用白酒（50 度）500 毫升浸泡 2 周，过滤去渣，滤液备用。外用适量，横竖交叉，遍搽发根，每日 3 次。

—功　效—益气养血，生发。

—主　治—适用于脂溢性脱发，斑秃，全秃。

民间验方三

—组　成—鲜侧柏叶 50 克，闹羊花、骨碎补各 20 克。

—用　法—上药用 85% 酒精 100 毫升浸泡 2 周，去渣滤液备用。用棉签蘸液反复外擦，每日 3~5 次，每次 1~5 分钟，连续半年以上，直至病愈。

—功　效—除脂，止痒，生发。

—主　治—适用于脂溢性脱发。

皮肤科验方

羊踯躅

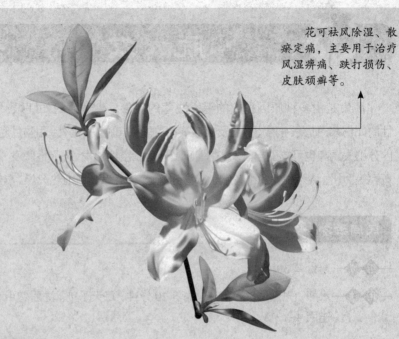

花可祛风除湿、散瘀定痛，主要用于治疗风湿痹痛、跌打损伤、皮肤顽癣等。

民间验方四

—组 成—补骨脂 20 克，斑蝥 2 个，红花 5 克，旱莲草、川椒、干姜各 10 克，70% 酒精 20 毫升。

—用 法—上药用酒精浸泡 1 周，去渣后装瓶备用。用时以棉花蘸药液外搽患处，每天 3~5 次，1 个月为 1 疗程，间隔 5~7 天，可开始下一个疗程。

—功 效—补益肝肾，活血祛风。

—主 治—适用于斑秃。

民间验方五

—组 成—当归、党参、黄芪各 10 克，何首乌 30 克，50 度白酒适量。

—用 法—上药按比例浸泡 1 周后使用，每日 4 次，每次 20 毫升空腹服，一般用 2 个月左右，同时将药酒外搽患处，1 日 2 次，配合治疗。少洗头发，或用清水洗头。

—功 效—活血补血，补肾气虚、肺气虚。

—主 治—适用于气血两虚型斑秃。

民间验方六

—组 成—菟丝子、炙首乌、女贞子、桑葚子、旱莲草、熟地、枸杞子、茯苓各12克，当归、肉苁蓉各9克。

—用 法—每日1剂，水煎服。

—功 效—补益肝肾。

—主 治—适用于脱发。

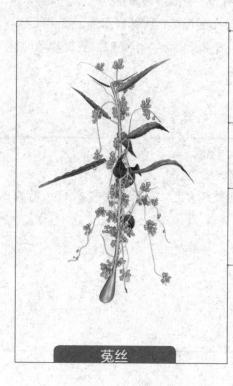

菟丝

入药部位

植物的成熟种子。

性味归经

辛、甘，平。归肝、肾、脾经。

功效

补阳益阴，固精缩尿，明目，止泻。

主治

肾虚腰痛，阳痿遗精，小便频数，目暗不明，脾虚泄泻，胎漏下血，胎动欲堕等。

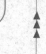

皮肤科验方

健康指南

❶ 保持心情舒畅，避免情绪波动过大。

❷ 平时可口服补充维生素 B_1、维生素 B_6 和谷维素。

❸ 因使用药物造成的脱发，停药后可自愈，不必治疗。

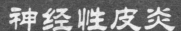

神经性皮炎

　　神经性皮炎是一种皮肤神经功能障碍性皮肤病，多见于颈部，易复发。发病时患处有阵发性剧烈瘙痒感，随后出现密集成群的粟粒至玉米粒大小的皮色或褐色多角型扁平丘疹，皮肤逐渐增厚，形成局限性肥厚斑块，呈苔藓样，除颈部外，也发生于肘、大腿内侧、前臂及会阴部。多因精神紧张、兴奋、忧郁以及神经衰弱等，致使气血失调、阴气耗伤、血虚燥热；或脾胃湿热，复感风邪，蕴于肌肤而发病。此病与中医学上的牛皮癣、摄领疮相类似，故又称单纯性苔藓。

民间验方一

— 组 成 —鲜丝瓜叶适量。

— 用 法 —将丝瓜叶搓碎，在患部摩擦，至发红为止。每7天1次，2次为1疗程，2个疗程可见初效。

— 功 效 —清热，解毒，止血。

— 主 治 —适用于神经性皮炎。

民间验方二

— 组 成 —甘蔗皮适量。

— 用 法 —煎水。洗患处，每日2次，连用2~3天。

— 功 效 —清热，杀虫。

— 主 治 —适用于钩虫性皮炎。

民间验方三

— 组 成 —蒜瓣、米醋各适量。

—用　法—将较鲜蒜瓣洗净捣烂，用纱布包
扎浸于米醋内，2~3 小时取出。
以药包擦洗患处，每日 2 次，每
次 10~20 分钟。

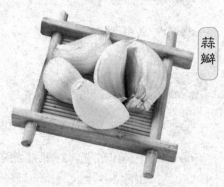

蒜瓣

—功　效—散瘀，解毒，杀虫。

—主　治—适用于神经性皮炎。

民间验方四

—组　成—米醋适量，鸡蛋数枚。

—用　法—将数枚鸡蛋浸于醋罐内密封，半月后取出，将鸡蛋打破，把蛋清、蛋
黄搅匀储于瓶内备用，每日多次涂擦患部，稍干再涂。

—功　效—清热，解毒，散瘀。

—主　治—适用于神经性皮炎。

—注意事项—如涂药期间出现皮肤刺激现象，可减少涂药次数。

民间验方五

—组　成—米糠馏油适量。

—用　法—用米糠馏油涂局部后以电吹风吹之（也可以火烘），每日 1 次，每次
10 分钟。

—功　效—杀虫，止痒。

—主　治—适用于神经性皮炎，鹅掌风。

民间验方六

—组　成—陈醋 500 毫升，苦参 200 克。

—用　法—先将苦参用水洗净，放入陈醋中浸泡 5 天。用前先将患处洗净，用棉
签蘸药液涂搽患处，每日早晚各 1 次。

皮肤科验方

——功 效——止痒去屑。

——主 治——适用于神经性皮炎。

民间验方七

——组 成——土槿皮、乌梅各 24 克，雄黄 12 克，米醋 300 毫升。

——用 法——上药用米醋泡 2 周后，滤净，瓶装备用。用时以棉签蘸药液少许涂局部，每日 2~3 次。

——功 效——清热燥湿消肿，杀虫止痒，软坚散结。

——主 治——适用于神经性皮炎。

——加 减——剧痒难忍者，加樟脑 12 克。

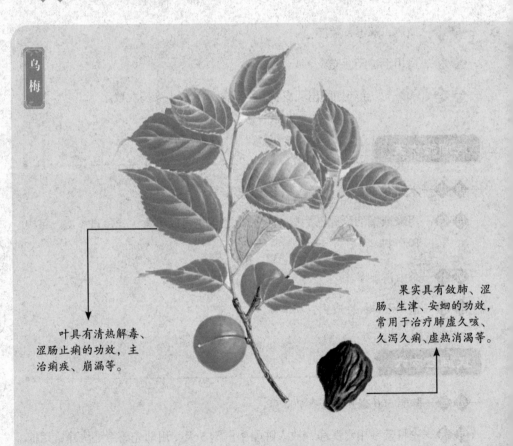

乌梅

叶具有清热解毒、涩肠止痢的功效，主治痢疾、崩漏等。

果实具有敛肺、涩肠、生津、安蛔的功效，常用于治疗肺虚久咳、久泻久痢、虚热消渴等。

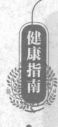

1 保持心情舒畅。

2 饮食宜清淡，不吃刺激性食物，不喝刺激性饮料。

3 不搔抓，不用肥皂、热水擦洗，不滥用外用药。

4 本病若剧烈搔抓可引起红肿、糜烂、渗液，甚至化脓，使病情加重，故应避免。

荨麻疹

荨麻疹俗称风疹块，中医上称瘾疹，是一种常见的过敏性皮肤病。引起发病的因素较多，但主要由进食某些致敏食物所致。中医认为，风、寒、热、虫、气血不足等均可引起本病。临床表现为大小不等的局限性风疹块，骤然发生，迅速消退，瘙痒剧烈，消退后不留任何痕迹。

民间验方一

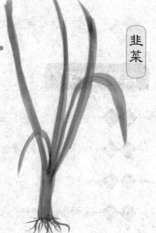

韭菜

— 组 成 — 韭菜 1 把。

— 用 法 — 将韭菜放火上烤热。涂搽患部，每日数次。

— 功 效 — 清热，散风。

— 主 治 — 适用于荨麻疹。

民间验方二

— 组 成 — 芝麻根 1 把。

—用 法—洗净后加水煎。趁热烫洗。

—功 效—清热，散风，止痒。

—主 治—适用于荨麻疹。

民间验方三

—组 成—生菜籽油适量。

—用 法—外搽患处，每日数次。治疗期间禁用水洗患处。

—功 效—解毒，消肿，祛湿。

—主 治—适用于无名肿毒，风疹，湿疹及老年皮肤瘙痒。

民间验方四

—组 成—醋半碗，红糖 100 克，姜 50 克。

—用 法—醋、红糖与切成细丝的姜同放入砂锅内煮沸 2 次，去渣。每服 1 小杯，每日 2~3 次。

—功 效—散瘀，解毒。

—主 治—适用于因食鱼蟹等过敏引起的周身风疹、瘙痒难忍。

民间验方五

—组 成—白僵蚕、荆芥穗各 10 克，蝉蜕 5 克。

—用 法—水煎，每日分 2 次服。

—功 效—清热止痒。

—主 治—适用于荨麻疹，皮肤瘙痒。

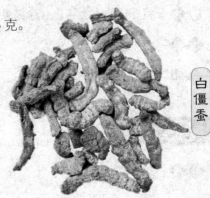

白僵蚕

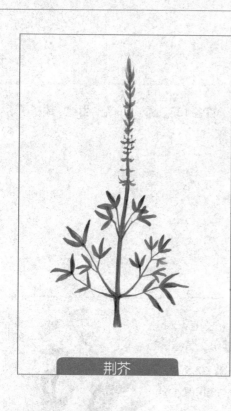

入药部位

植物的干燥地上部分。

性味归经

辛，微温。归肺、肝经。

功效

祛风解表，透疹，止血。

主治

风疹瘙痒，麻疹不畅，疮疡肿瘤等。

荆芥

皮肤科验方

民间验方六

—组 成—芋头茎（干茎）30~60 克，猪排骨适量。

—用 法—将芋头茎洗净，加适量猪排骨同炖熟食。

—功 效—除热散风。

—主 治—适用于荨麻疹。

民间验方七

—组 成—制首乌 30 克，当归、白芍、白及、地龙干各 10 克，路路通、生地各 15 克，川芎、乌药、荆芥、防风各 6 克，甘草 5 克。

—用 法—先把上药用水浸泡 30 分钟，再煎 30 分钟，每剂煎 2 次，将 2 次煎出的药液混合，每日 1 剂，早晚各服 1 煎。15 日为 1 疗程。

—功 效—养血活血，祛风止痒。

—主 治—适用于荨麻疹。

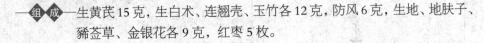

民间验方八

组 成——生黄芪 15 克，生白术、连翘壳、玉竹各 12 克，防风 6 克，生地、地肤子、稀莶草、金银花各 9 克，红枣 5 枚。

用 法——每日 1 剂，水煎服。

功 效——益气固表，滋阴清热，佐以化湿。

主 治——适用于荨麻疹。

民间验方九

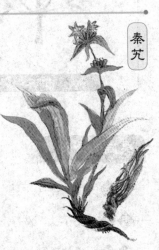

秦艽

组 成——白蒺藜（微炒，去刺）、秦艽（去苗）、赤茯苓各 30 克，羌活、苦参（锉）、黄芩、细辛各 15 克，枳壳（麸炒微黄，去瓤）22.5 克，乌蛇（酒浸，去皮、骨，炙微黄）90 克。

用 法——上药捣为末，炼蜜和捣，丸如梧桐子大，每次服不计时候，以温蜜汤下 30 丸。

功 效——搜风清热，祛湿止痒。

主 治——适用于风湿热毒害于肌肤，遍身瘙痒。

健康指南

① 不要热敷，更不要用手去抓。

② 避免吃含有人工添加物的食品，多吃新鲜蔬果。

③ 避免饮酒、饮浓茶、喝咖啡等，以及吃辛辣食物。

④ 注意别过度吹风，避免寒凉。

⑤ 注意预防感冒等上呼吸道感染，以防荨麻疹加重。

⑥ 不要熬夜，积极参加户外活动和保持积极乐观的心态很重要。

中医验方全书

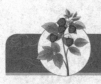

带状疱疹

　　带状疱疹是一种由病毒引起的皮肤病，可发生于身体任何部位，但以腰背为多见。初起时，患部往往有瘙痒、灼热或痛的感觉，有时有全身不适、发热、食欲不振等前期症状，随后有不规则的红斑、斑丘疹出现，很快演变成绿豆大小的集簇状小水疱。数日内水疱干涸，可有暗黑色结痂，或出现色素沉着。多数病人在发病期间疼痛明显，少数病人可无疼痛或仅有轻度痒感。中医认为，本病的发生多因情志内伤、肝郁气滞、日久化火而致肝胆火盛，又外受毒邪。此病在中医学属缠腰火丹、缠腰龙、蜘蛛疮范畴。

民间验方一

—组 成—鲜马齿苋适量。

—用 法—将马齿苋洗净，切碎，捣如泥，每日2次，敷于患处。

—功 效—清热解毒，散血消肿。

—主 治—适用于带状疱疹。

民间验方二

—组 成—活地龙（蚯蚓）20克，鲜韭菜根30克。

—用 法—将上两味洗净，捣烂，加少量香油调拌均匀，置瓶内放阴凉处备用。使用时取其液涂患处，每日2次，外用纱布固定。

—功 效—清热凉血，解毒止痛。

—主 治—适用于带状疱疹。

民间验方三

—组 成—鲜番薯叶适量，冰片少许。

番薯

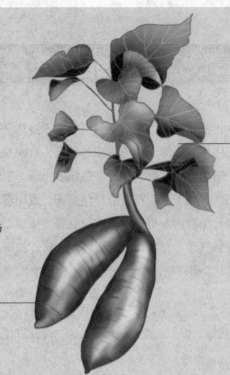

叶能够促进胃肠的蠕动，减少便秘的发生。

块根可补中和血、益气生津，常用于宽肠胃、通便秘。

———用 法———薯叶洗净，切碎，同研细的冰片共捣烂。敷于患处。

———功 效———解毒消炎。

———主 治———适用于缠腰龙（带状疱疹）。

民间验方四

———组 成———老茶树叶适量。

———用 法———研细末，以浓茶汁调涂，每天 2~3 次，治好为止。

———功 效———清热解毒。

———主 治———适用于带状疱疹。

民间验方五

———组 成———雄黄 9 克，蜈蚣（瓦焙）3 条。

———用 法———分别研为细末，混合均匀，香油调涂患处，每日 3 次。

—功　效—清火解毒。

—主　治—适用于带状疱疹。

—组　成—马齿苋 60 克，大青叶、蒲公英各 15 克。

—用　法—先将上药用水浸泡 30 分钟，再煎煮 30 分钟，每剂煎 2 次，将 2 次煎出的药液混合，每日 1 剂，早晚各服 1 次。

—功　效—清肝火，利湿热。

—主　治—适用于带状疱疹。

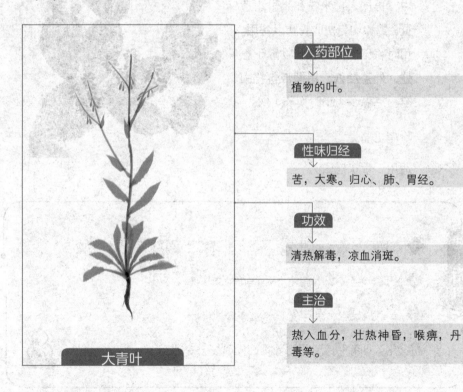

入药部位

植物的叶。

性味归经

苦，大寒。归心、肺、胃经。

功效

清热解毒，凉血消斑。

主治

热入血分，壮热神昏，喉痹，丹毒等。

大青叶

—组　成—金银花、野菊花、凤仙花、蛇床子各 10 克，白鲜皮 12 克，水杨酸 5 克，石炭酸 2 克，75% 医用乙醇 1000 毫升。

皮肤科验方

—用 法—将前 5 味药加乙醇浸泡 5~7 天，滤取上清液，加入水杨酸和石炭酸，搅匀，封瓶备用。以医用棉签蘸药液涂搽患部，每日 3~5 次，至愈为止。

—功 效—清热解毒，消炎止痒。

—主 治—适用于带状疱疹。

民间验方八

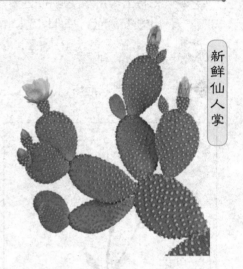

—组 成—新鲜仙人掌、粳米粉、米泔水各适量。

—用 法—仙人掌去针及茸毛，切片，捣烂，再加入粳米粉和米泔水适量。捣和均匀使成胶状以备用。用时将已制好的胶状物敷于患处，外盖油纸，用绷带包扎固定。每隔 3~4 小时换药 1 次。

新鲜仙人掌

—功 效—除痒止痛。

—主 治—适用于带状疱疹。

健康指南

❶ 在寒冷、风大的时候，尽量不要穿过于暴露的衣服。

❷ 平时一定要多喝温水，不喝冰水和饮料。

❸ 不穿紧身衣，多穿宽松一些的衣服。

❹ 治疗期间吃易消化的食物，同时多补充水分。

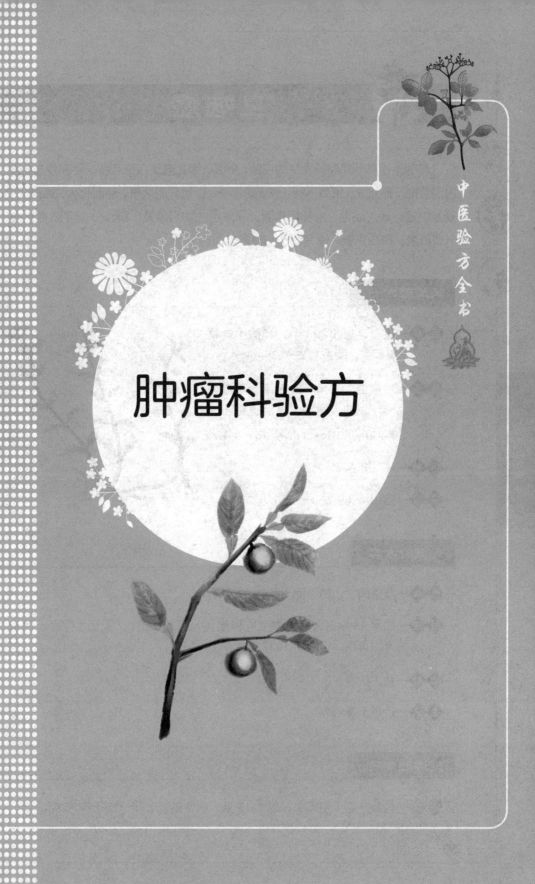

肿瘤科验方

鼻咽癌

　　鼻咽癌指鼻咽部黏膜发生的癌肿，中医认为是气血痰瘀互结，火毒困结所致。内因首推肝郁化火，情绪不畅，或谋虑不决，以致肝胆之气，郁而化火，炼津成痰，凝聚颃颡，日久成毒。从外因来看，风寒湿热均可涉及。辨证分型有热毒壅盛、气血凝聚、痰浊积聚、津亏阴伤和脾胃虚弱。

民间验方一

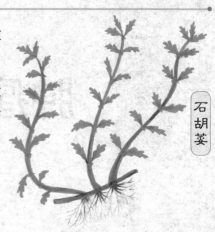

石胡荽

—组　成—葱白、皂角各 3 个，鲜鹅不食草 6~9 克，麝香 0.15~0.2 克。

—用　法—将葱白、皂角、鲜鹅不食草捣烂绞汁，加入麝香，以棉花蘸药汁塞耳，亦可将药汁滴耳用。

—功　效—聪耳开窍。

—主　治—适用于鼻咽癌。

民间验方二

—组　成—瘦猪肉、山楂、面上柏各 50 克。

—用　法—加水 1500 毫升，煮熟后吃肉喝汤，每日 1 剂，7 天为 1 疗程，休息 3 天后再用，可服用 10 疗程。

—功　效—扶正抗癌。

—主　治—适用于鼻咽癌。

民间验方三

—组　成—马勃 9 克（包煎），射干 15 克，开金锁、七叶一枝花各 30 克。

———用　法———水煎服，每日1剂。

———功　效———解毒利咽，抗癌。

———主　治———适用于鼻咽癌。

民间验方四

———组　成———赤芍、川芎、桃仁、当归、莪术、白芷各5克，重楼、山豆根各10克，生姜3片，大枣5枚。

———用　法———每日1剂，水煎，分2次空腹服。一般服50剂左右，放疗期间连续服用。

———功　效———活血祛痰，解毒抗癌。

———主　治———适用于鼻咽癌，证属血瘀者。

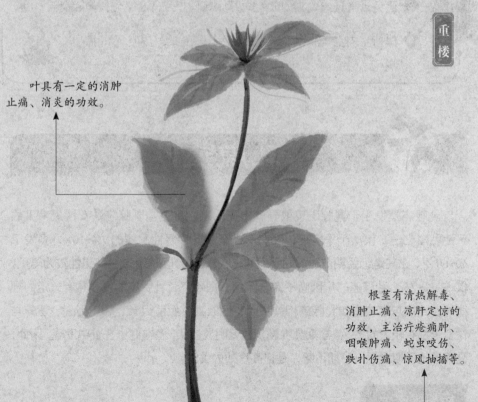

叶具有一定的消肿止痛、消炎的功效。

重楼

根茎有清热解毒、消肿止痛、凉肝定惊的功效，主治疗疮痈肿、咽喉肿痛、蛇虫咬伤、跌扑伤痛、惊风抽搐等。

肿瘤科验方

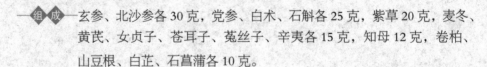

民间验方五

组 成——玄参、北沙参各 30 克，党参、白术、石斛各 25 克，紫草 20 克，麦冬、黄芪、女贞子、苍耳子、菟丝子、辛夷各 15 克，知母 12 克，卷柏、山豆根、白芷、石菖蒲各 10 克。

用 法——每日 1 剂，水煎 3 次服。

功 效——滋阴清热，益气利咽，健肾固肾。

主 治——适用于鼻咽癌。

健康指南

1　少吃高盐腌制的食物，多吃蔬菜水果。

2　避免进食过烫、过硬的食物，勤漱口、清洗鼻腔，保持鼻腔清洁。

3　保持室内空气流通，避免接触污染较重的外界空气环境。

乳腺癌

　　乳腺癌是发生于乳腺上皮或导管上皮的恶性肿瘤。乳腺癌是女性最常见的恶性肿瘤之一，仅次于子宫癌，发病率占全身各种恶性肿瘤的 7%~10%，多发于40~60 岁，尤其是绝经期前后的妇女发病率较高。在乳腺癌患者中，男性较为罕见，仅占 1%~2%。乳腺癌的病因尚不完全清楚，据研究，乳腺癌的发病具有一定的规律性，可能与家族史和乳腺癌相关基因、性激素、生殖因素、环境因素、营养与饮食等都有较大的关系。早期乳腺癌多数无明显症状，多在健康普查中发现，因此，乳腺癌的早期发现、早期诊断，是提高疗效的关键。

民间验方一

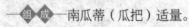

组 成——南瓜蒂（瓜把）适量。

中医验方全书

用法 将已熟透的南瓜长期阴干（时间愈长愈佳，一般2年即可用），然后将蒂采下，用时入炭火中煅烧至红，立即取出，急速以瓷碗盖其上，15分钟晾凉，研为细末即成。每次服2个蒂，清晨空腹以烧酒冲服（不能饮酒者可酌饮，若用水服则无效），共服2~3次。

功效 消瘀化结，泻热解毒。

主治 适用于乳腺癌。

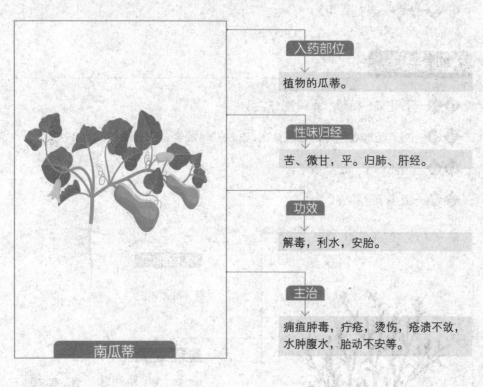

入药部位

植物的瓜蒂。

性味归经

苦、微甘，平。归肺、肝经。

功效

解毒，利水，安胎。

主治

痈疽肿毒，疔疮，烫伤，疮溃不敛，水肿腹水，胎动不安等。

南瓜蒂

民间验方二

组成 青橘叶、青橘皮、橘核各25克，黄酒适量。

用法 以黄酒与水各半合煎，每日2次温服。

功效 消坚破滞。

主治 适用于乳腺癌初期。

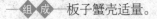

民间验方三

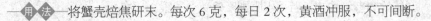

—组成—板子蟹壳适量。

—用法—将蟹壳焙焦研末。每次 6 克，每日 2 次，黄酒冲服，不可间断。

—功效—清热解毒，破瘀消积，通络止痛。

—主治—适用于乳腺癌。

—注意事项—孕妇忌用。

民间验方四

—组成—石花菜、海带、海藻各 15 克。

—用法—将上药加水煎煮，连煎 2 次，2 次药汁混合，每日 1 剂，分 2 次服。

—功效—清热解毒，化痰散结。

—主治—适用于乳腺癌。

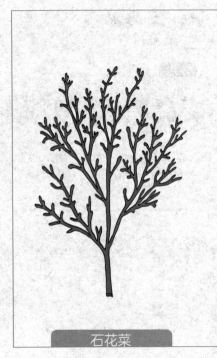

石花菜

入药部位

植物的藻体。

性味归经

甘、咸，寒。归肺、脾、胃、肝经。

功效

清热解毒，化痰散结，缓下，驱蛔。

主治

肠炎腹泻，肾盂肾炎，瘿瘤，肿瘤，痔疮出血，慢性便秘，蛔虫症等。

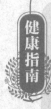

1 改变日常生活方式，如限制饮酒等。

2 坚持运动，可尝试慢走、慢跑等，来加强体质和心肺耐力。

3 平衡膳食，忌食辛辣、生冷食物，以及激素含量高的食物，如炸鸡等。

4 定期进行自我检查：面对镜子，双手叉腰，然后高举双臂，观察乳房外形情况。

皮肤癌

　　皮肤癌属于中医的"翻花疮""石疗""恶疮""石瘟"等范畴。中医认为皮肤癌多为外受风毒燥热之邪，羁留日久，耗伤阴血，气血凝滞所致。内因一般为脏腑功能失调，外因多为外感六淫。其病机包括脏腑功能失调、气血不足使肌肤失养，气滞血瘀、情志不畅、肝气郁结，饮食不节导致脾胃损伤、运化失常、阻于肌肤，外邪、日光照射引起皮肤损伤。临床建议根据脾虚痰凝型、血瘀痰结型、肝郁血燥型等对皮肤癌辨证施治。

民间验方一

——组　成——信石 0.2 克，大枣（去核）10 枚。

——用　法——将信石置于大枣内，于恒温箱中烤干，研细混匀，以含信石 0.2 克为宜，用时与麻油调成糊状外敷。

——功　效——蚀疮去腐。

——主　治——适用于颜面皮肤癌。

民间验方二

—组 成—蟾皮炭、五倍子、木耳炭各 30 克，麝香 2 克。

—用 法—研末分 15 包，每取 1 包撒疮面上，每日 1 次。

—功 效—清热解毒，养血驻颜。

—主 治—适用于阴部皮肤癌。

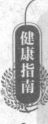

民间验方三

—组 成—农吉利全草适量。

—用 法—制成粉末，高压消毒后，用生理盐水调成糊状外用或将药粉撒在创面上。亦可用鲜农吉利全草捣成糊状外敷，每日换药 2 次。

—功 效—败毒抗癌。

—主 治—适用于皮肤癌。

健康指南

❶ 避免长期日晒，避免接触大量的放射线和砷剂、煤焦油物、化学致癌剂等。

❷ 不抽烟，少饮酒，保持生活规律，营养均衡。

❸ 切忌食用辛辣、油腻、刺激性较大的食物和海鲜等发物。

食道癌

　　食道癌是食道黏膜上皮产生的一种恶性肿瘤，属于消化系统常见疾病。主要症状为进行性吞咽困难，偶伴有胸骨后疼痛。西医认为，食道癌的病因复杂，有饮食因素、遗传因素、疾病因素等，如嗜烟酒，长期进食过烫食物或食用腌制类食物等。在治疗上，主要以手术、放疗、化疗等为主。中医认为，此病主要由气机不顺、痰结瘀阻所致，治疗上，应以解毒消肿、强身祛邪、活血化瘀、破积逐水等为主。

民间验方一

组 成——大梨1个，巴豆40粒，红糖30克。

用 法——将梨去核，纳入巴豆，封好，连同剩余的巴豆同放碗中，蒸约1小时，去巴豆不用。吃梨喝汤。

功 效——破积，逐水。

主 治——适用于食道癌。

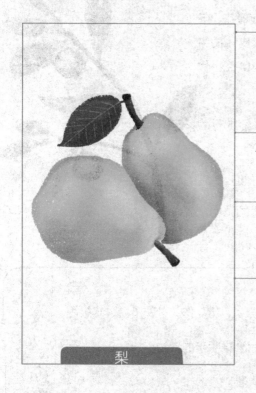
梨

入药部位

植物的果实。

性味归经

甘、酸，寒。归肺、胃经。

功效

生津润燥，清热化痰，解酒。

主治

肺燥咳嗽，热病烦躁，口干，消渴，目赤，疮疡，烫火伤等。

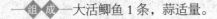

—组 成—大活鲫鱼 1 条，蒜适量。

—用 法—鲫鱼去肠留鳞，大蒜切成片，填满鱼腹。鱼用纸包泥封，烧存性，研成细末（或为丸）。每服 5 克，以米汤送下，每日 2~3 次。

—功 效—调胃，实肠，下气。

—主 治—适用于早期胃癌或食道癌之胃肠道出血、呕吐反胃等。

民间验方三

—组 成—天龙 3 克，生半夏 15~30 克，生南星、急性子、郁金、枳实、贝母、茯苓、路路通各 12 克，黄药子、旋覆花、降香各 9 克，威灵仙 5 克，橘皮、橘络各 6 克，半枝莲、太子参各 15 克，代赭石、薏苡仁各 30 克。

枳实

—用 法—每日 1 剂，水煎，分 2 次服。15 日为 1 疗程。

—功 效—调气降逆，解毒散结，通关开道。

—主 治—适用于食道癌吞咽梗阻，嗳气呃逆，证属气滞、气逆为主者。

健康指南

❶ 在抗肿瘤治疗期间，注意防寒、防受伤，以防出血、感染等。

❷ 饮食清淡，选择易消化、富含维生素的食物。

❸ 戒烟、戒酒，忌食刺激性食物。

中医验方全书

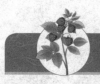

子宫颈癌

子宫颈癌即宫颈癌，是最常见的妇科恶性肿瘤，其发病率和死亡率为妇科各种恶性肿瘤之首位，40～59岁的女性易患此病，近年来其发病有年轻化的趋势。宫颈癌在传统医学中称谓不一，在中医学中属于癥瘕、阴疮、虚损的范畴，中医认为宫颈癌的病因主要是湿毒外侵、气郁湿困、下元虚寒。

民间验方一

—组 成—雄黄、白矾、官粉、冰片、五倍子各60克，大黄、藤黄、轻粉、桃仁各30克，硇砂3克，麝香15克。

—用 法—上药共研细末外用，每周2次，用线绒球蘸药粉塞于阴道宫颈癌灶处。

—功 效—敛疮消肿，活血化瘀。

—主 治—适用于宫颈癌。

民间验方二

—组 成—黑木耳10克，六味汤（当归、白芍、黄芪、甘草、陈皮、桂圆肉各3克）。

—用 法—黑木耳水煎，日饮2次。六味汤早晚空腹煎饮各1次。

—功 效—补气血，凉血止血，润燥利肠。

—主 治—适用于子宫颈癌。

民间验方三

—组 成—红苋菜200克。

—用 法—用四碗水煎至一碗。温服，每日2~3次。

—功 效—解毒，清热。

—主 治—适用于子宫颈癌。

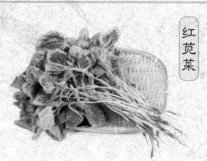

红苋菜

肿瘤科验方

—组 成—蜈蚣3条，全蝎6克，昆布、海藻、当归、续断、半枝莲、白花蛇舌草各24克，白芍、香附、茯苓各15克，柴胡9克。

—用 法—每日1剂，水煎，分2次服。同时服用云南白药，每日2克。

—功 效—疏肝理气，扶正抗癌。

—主 治—适用于子宫颈癌。

半枝莲

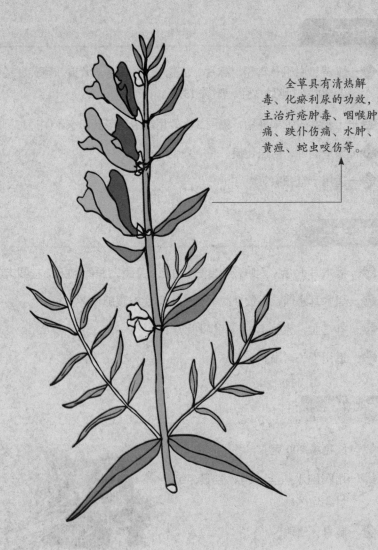

全草具有清热解毒、化瘀利尿的功效，主治疗疮肿毒、咽喉肿痛、跌仆伤痛、水肿、黄疸、蛇虫咬伤等。

民间验方五

组成——海龙 1 条，白花蛇 3 条，水蛭、土鳖虫、人指甲、黄连、乳香、没药各 6 克，全蝎、蜂房、黄柏各 9 克，丹皮 12 克，龙胆草 15 克。

用法——共研为细末，用金银花煎水为丸，外以雄黄为衣。每天 6~9 克，分 2~3 次吞服。

功效——活血化瘀。

主治——适用于宫颈癌。

健康指南

① 改变不良的生活习惯，如熬夜、吸烟、酗酒等。

② 在身体允许的情况下，进行适当的运动。

③ 饮食清淡，选择易消化的食物，忌食刺激性食物。

肝 癌

肝癌以脏腑气血亏虚为本，气血湿热、瘀毒互结为标，郁结于肝而成。肝失疏泄是这个病的基本病机。此病是以右胁肿硬疼痛，消瘦，食欲不振，乏力，或有黄疸或昏迷等为主要表现的一种恶性疾病。肝癌从临床病机大致可以分为肝气郁结型、气滞血瘀型、湿热聚毒型和肝阴亏虚型。

民间验方一

组成——大蟾蜍 1 只。

用法——将蟾蜍剥去皮，刺破皮棘，反贴肝区，20 天后取下。如皮肤起泡，可涂龙胆紫，同时服蟾皮粉，每次 1 克。

功效——解毒，消肿，强心，止痛。

主治——适用于肝癌。

民间验方二

—组成—胡萝卜、洋葱、猪油、醋各适量。

—用法—将胡萝卜、洋葱洗净切成条，用猪油煎炒至七成热，加醋及其他调料，每日佐餐食用。

—功效—防癌，抗癌。

—主治—适用于肝癌等癌症的早期和恢复期，作为辅助食疗，并可防癌复发。

民间验方三

—组成—火硝、明矾各 9 克，黄丹、麝香各 3 克，胡椒 18 克，醋适量。

—用法—将前 5 味共研为细末，和醋调匀成糊状。外敷于两足涌泉穴。

—功效—止痛。

—主治—适用于肝癌及各种癌疼痛。

民间验方四

—组成—半枝莲、半边莲、薏苡仁各 30 克，玉簪根 9 克。

—用法—每日 1 剂，水煎服。

—功效—清热解毒，化湿消肿。

—主治—适用于肝癌。

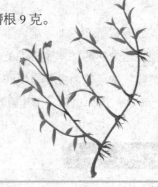

半边莲

民间验方五

—组成—龙葵 60 克，十大功劳 30 克。

—用法—每日 1 剂，水煎服。

—功效—清热解毒。

—主治—适用于肝癌。

中医验方全书

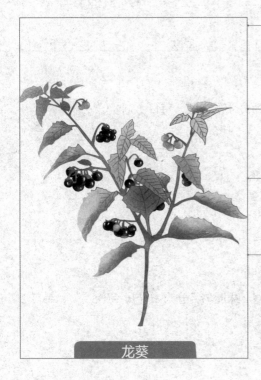

入药部位

植物的全草。

性味归经

苦，寒，有小毒。归膀胱经。

功效

清热解毒，利水消肿，凉血止血。

主治

疮痈肿毒，皮肤湿疹，小便不利，老年慢性支气管炎，白带过多，前列腺炎，痢疾等。

龙葵

民间验方六

—组 成—预知子、石燕、马鞭草各 30 克。

—用 法—每日 1 剂，水煎服。

—功 效—清热除痰，解毒散结。

—主 治—适用于肝癌。

民间验方七

—组 成—雄黄、朱砂、五倍子、山慈菇各等份。

—用 法—共研为极细粉，吸入疗法，每次少量。

—功 效—解毒化瘀，消癥散结。

—主 治—适用于肝癌。

民间验方八

—组 成—干燥鼠妇 60 克。

—用 法—加水适量，水煎 2 次，混合后分 4 次口服，每日 1 剂。

—功 效—破血利水，解毒止痛。

—主 治—适用于肝癌剧痛。

民间验方九

—组 成—赤鲑鱼尾刺 10 根，砂仁 5 克。

—用 法—尾刺焙黄研粉，砂仁打碎，将 2 味混匀，分为 10 包。每次 1 包，每日 2 次，温开水冲服。

—功 效—清热，化结，益胃。

—主 治—适用于肝癌。

民间验方十

—组 成—玳瑁、龟板、海藻各 15 克，露蜂房、鸦胆子各 9 克，蟾酥 2 克。

—用 法—将上 6 味共研为细末。每次 1 克，每日早晚各服 1 次。

—功 效—清热解毒，软坚消结。

—主 治—适用于原发性肝癌。

民间验方十一

—组 成—醋柴胡 6 克，白芍 5 克，当归、茯苓、板蓝根各 15 克，白术、陈皮、黄芩、香附、郁金、八月札各 10 克，焦六曲 20 克，半枝莲 30 克。

—用 法—水煎服。

—功 效—疏肝理气，和胃解毒。

1 多吃含优质蛋白、维生素和纤维素的食物，保持饮食清淡，控制盐的摄入量。

2 保持良好的心态，减轻精神压力。注意休息，不要劳累，适当参加锻练。

3 吸烟、酗酒的肝癌患者有更高的死亡风险，因此要戒烟、戒酒。

肺　癌

肺癌又称原发性支气管肺癌，是常见的恶性肿瘤之一，是一种以咳嗽、咯血、胸痛、发热、气急为主要临床表现的恶性疾病。本病属于中医学的"肺积""痞癖"等范畴。中医认为此病是由于正气内虚、邪毒外侵引起的，因痰浊内聚，气滞血瘀，蕴结于肺，以致肺失宣发与肃降为基本病机。

民间验方一

组 成　夏枯草、玄参、茅根、蒲公英、北沙参、鱼腥草、藕节、薏苡仁、黄芪各30克，生牡蛎、炙百合、黄精各20克，生鳖甲、麦冬各15克，五味子10克。

用 法　每日1剂，水煎2遍，共取药液600毫升，分早、午、晚3次温服。

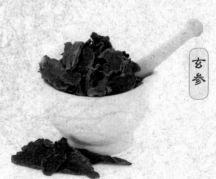

玄参

肿瘤科验方

 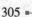

—功 效—壮水清金，泻火凉血。

—主 治—适用于肺癌。

民间验方二

—组 成—鱼腥草、石见穿、石上柏、生薏苡仁各 30 克，生黄芪、茯苓、仙灵脾、菟丝子各 15 克，生白术、陈皮、杏仁各 9 克，百部、炙紫菀、鸡内金、补骨脂各 12 克。

—用 法—每日 1 剂，水煎服，1 日 3 次。

—功 效—健脾补肺，益肾化痰，解毒化痈。

—主 治—适用于肺癌。

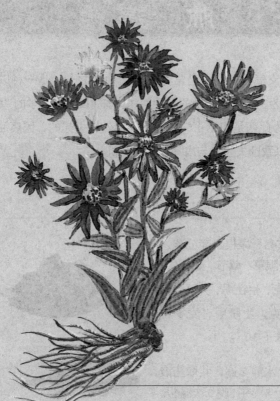

紫菀

根具有润肺下气、清痰止咳的功效，可用于治疗小儿咳嗽、小便不利、习惯性便秘。

—组 成—生地、熟地各 15 克，天冬、麦冬、玄参各 12 克，黄芪、党参各 20 克，漏芦、土茯苓、鱼腥草、升麻各 30 克。

—用 法—每日 1 剂，水煎服。

—功 效—扶正养阴，清热除湿，解毒消肿。

—主 治—适用于原发性肺癌。

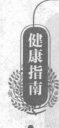

健康指南

1 吸烟是引起肺癌的一个主要因素，戒烟后患肺癌或肺癌复发的风险会降低。

2 平时要远离有苯并芘、石棉、煤焦油、电离辐射等致癌物的场所。

3 多吃水果蔬菜，可以降低患肺癌的概率。不要过量饮酒。

胃 癌

胃癌主要指胃腺癌，是源于胃黏膜上皮细胞的恶性肿瘤，由正气内虚，以及饮食不节、情志失调等引起。早期没有明显症状，随着病情的发展逐渐出现脘部饱胀或疼痛、消化不良、消瘦、黑便、脘部积块等症状。据文献记载，胃癌的发病率为整个消化道癌肿的 40%~50%，在消化道癌肿中发病率最高。常发于 40~70 岁人群之中，男性发病率高于女性。我国是世界上胃癌发病率较高的国家。

民间验方一

—组 成—霍石斛、鲜生地、麦冬、太子参、藤梨根、重楼各 30 克，鸡内金、干蟾皮、生白术、蛴螂各 10 克，八月札 15 克。

肿瘤科验方

—用 法—每日 1 剂，水煎 2 次，早晚分服。

—功 效—养阴益胃，清热抗癌。

—主 治—适用于胃癌晚期。

—加 减—正复邪却时，可加白花蛇舌草 30 克，
增加清热抗癌之功。

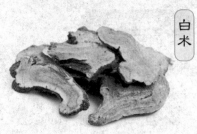
白术

民间验方二

—组 成—党参、黄芪各 15~20 克，白术 15 克，生薏苡仁、菝葜各 30 克，生半
夏 12~15 克，狼毒 3~4.5 克，陈皮 6 克，甘草 3 克。

—用 法—每日 1 剂，水煎 2 次，分 2 次服，
同时加服狼毒浸膏片，每次 0.5
克，1 日 3 次；或狼毒提取液口
服，每次 2 克，1 日 2 次。

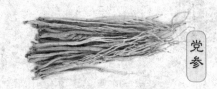
党参

—功 效—健脾散结。

—主 治—适用于胃癌。

健康指南

❶ 长期卧床患者，要定时更换卧位，骨隆突处的部位垫以橡胶圈、
气圈等，并用酒精定期按摩，促进血液循环。

❷ 每天用温水给病人擦浴，保持皮肤清洁、卫生。

❸ 床铺要保持清洁、干燥、平整，避免潮湿、摩擦及排泄物的刺激。

❹ 多吃蛋白质含量高的食物，以维持患者体力和营养的需要。

中医验方全书